《中藏经》概括地叙述了中医学天人相应的哲学基础，确立了脏腑辨证论治体系，开创了『虚实寒热生死逆顺』的有别于《内经》《伤寒》的八纲辨证之先河，总结了各种疑难杂病论治大法，从理论到临床形成了一套完整的体系，起到了执简驭繁的作用，在中医学史上，有着独特的理论价值和临床价值。

《中藏经》的世传版本系统有一卷本、两卷本、三卷本、八卷本等四种。本次校勘以三卷本系统的清嘉庆十三年戊辰阳湖孙星衍《平津馆丛书》本为底本。该刻本经过孙氏精校，堪称善本，有较高学术价值。本书后附元代赵孟頫手写本《中藏经》，该写本是国内现存最早的《中藏经》版本，具有很高的文献学术价值，复经赵氏摹写，堪为书林奇珍。

唐以前中医经典丛书

钱超尘 主编

中藏经校注

黄作阵 校注

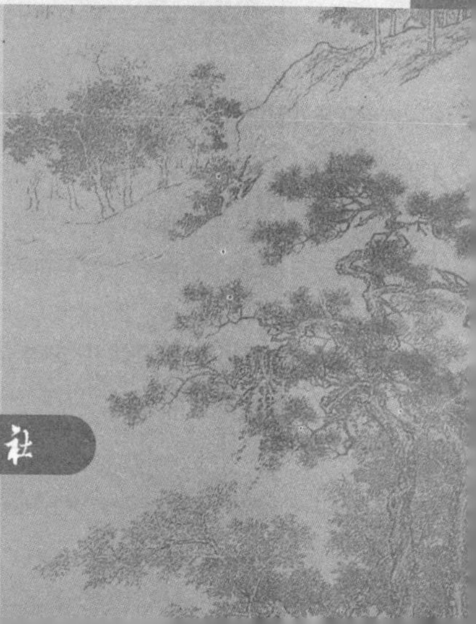

學苑出版社

图书在版编目(CIP)数据

中藏经校注/黄作阵校注. —北京：学苑出版社，2008.7(2013.8 重印)
(唐以前中医经典丛书)
ISBN 978-7-5077-3083-8

Ⅰ.中… Ⅱ.黄… Ⅲ.①中藏经-注释②中国医药学-中国-东汉时代 Ⅳ.R2-52

中国版本图书馆 CIP 数据核字(2008)第 076916 号

责任编辑：马红治
封面设计：李 戎
出版发行：学苑出版社
社　　址：北京市丰台区南方庄 2 号院 1 号楼
邮政编码：100079
网　　址：www. book001. com
电子信箱：xueyuan@public. bta. net. cn
销售电话：010-67675512、67678944、67601101(传真)
经　　销：新华书店
印 刷 厂：北京市广内印刷厂
开本尺寸：787×1092 1/16
印　　张：14.5
字　　数：133 千字
印　　数：3001—6000 册
版　　次：2008 年 7 月第 1 版
印　　次：2013 年 8 月第 2 次印刷
定　　价：29.00 元

总 目 录

《唐以前中医经典丛书》序

南宋史崧《灵枢经·序》云："夫为医者，在读医书耳。读而不能为医者有矣，未有不读而能为医者也。不读医书，又非世业，杀人犹毒于梃刃。"今世之人，未明此理，往往舍本逐末，见一方而心喜，以为枕中鸿秘。殊不知大凡古今名医，皆是熟读经典，继承前人经验，在大量阅读前人著作的基础上，方能厚积而薄发，由博返约。

中国医书的数量如汗牛充栋，浩如烟海，学者往往望书兴叹，不知从何入手。清代国手徐大椿不仅医术精湛，而且旁及百家，于星经、水利、地志、九宫、音律、技击之学无不精通，堪称一代宗师。他在《慎疾刍言·宗传》中云："一切道术，必有本源。未有目不睹汉唐以前之书，徒记时尚之药数种而可为医者。今将学医必读之书并读法开列于下，果能专心体察，则胸有定见。然后将后世之书遍观博览，自能辨其是非，取其长而去其短矣。"可见欲为大医，必须牢牢掌握中医学之魂——中医经典著作。

医学之经典，犹如学者之四书五经，地位尊崇，不可替代。在中医古籍中，能被尊为"经典"者，除清季《温病条辨》外，皆在唐以前。《灵枢》、《素问》、《难经》、《神农本草经》、《伤寒论》、《金匮要略》、《脉经》、《针灸甲乙经》、《中藏经》、《诸病源候论》、《黄帝内经太素》、《千金要方》、《千金翼方》、《外台秘要》

十四部经典著作，奠定了中国传统医药学的基础，构建了中医学的框架，交相辉映，绵亘千古。这十四部重要著作，犹如布帛菽粟，不可须臾或离，在中医学传承中，具有极高的地位。章太炎先生对汉唐医学经典著作有极为深入的研究。他在经学小学等领域的卓越成就，几乎掩盖了他在中医文献研究领域的巨大成就。回顾太炎先生对汉唐医学著作的研究与阐发，至今仍然感到那样亲切深刻，发人警醒。他的医学论述，集中汇录在《章太炎全集》第八册《医论集》中。他说："医书大抵上取先唐，兼存两宋。唐以前旧籍，《灵枢》《素问》，诚是元龟，所重乃在经脉出入，疾病转变，其傅会五行者，但当置之。《八十一难》，亦当取其一二。近道者，唯《伤寒论》《金匮要略》，语皆精审，绝少傅会五行之语，审证处方，非是莫赖。方有不足，则取之《千金》《外台》诸书（所存六朝人方甚多），然二书疏方甚众，议病太少，非先知《伤寒》《金匮》之义，亦不能善用也。"又说："医经、经方，自古有别。《素问》《针经》《甲乙》《八十一难》诸书，其论病因则详，不及汤剂。孙思邈、王焘之书，汤剂备矣，而论病亦已阔疏。兼综之者，其唯仲景叔和耶？《平脉》所次，非独伤寒一端。《伤寒论》者，梁世名《辨伤寒》，与《张仲景方》异录。盖《金匮要略》为经方，《伤寒论》即兼医经、经方二事。《脉经》亦略录方剂，书本医经，复兼经方之业。张、王虽贤，遍录则日不给。故《伤寒》《脉经》者，犹法律之有名例，使人得准之而为加减者也。"这些谆谆告语，对后学寄以无限深情。是前贤治医，无不以汉唐时期经典著作为精读必览之书。这就是我们选取唐以前中医经典著作精选底本详加考注分册出版的理由。

本次整理，我们组织了全国中医文献专家对这十四部经典著作进行整理，作者对于这些经典著作均有多年研究，从而使本套丛书具有较高水准。

精选底本，是本套丛书的重要特点。我们竭力选取现存最早或最佳善本为底本。有些医籍之最佳版本中国久佚，则取海外影印善本为底本而校之。如《黄帝内经太素》、《千金要方》、《千金翼方》、《外台秘要》等则撷取日本所存善本为底本；《伤寒论》则以明赵开美翻刻宋本《伤寒论》为底本，《金匮要略》则以元邓珍本为底本，等等。总而言之，本丛书所用底本，弥足珍贵。

校勘详明。在选取最佳善本作为底本的前提下，复从海内外各种相关版本中选取其中版本较好、学术价值较高者为主校本，余者为参校本，并旁参相关典籍以为佐证。

重视训诂。训诂为研究古代文献之重要工具，可以帮助读者正确理解文意。本书训诂以训释通假字、避讳字、难字为主，难字在括号中注明汉语拼音。训诂尽量简明，一般不出书证。

每书之前均有“点校说明”，简要介绍原书作者及所据之底本与校本情况。书后附有与本书相关的研究情况并附参考资料，便于读者研究查阅。

中医今呈振兴之美，本书编者希望这套丛书能为中医事业的发展与振兴起到推进作用。

钱超尘

2008年4月1日

《中藏经》校注说明

本次对《中藏经》的校注工作，主要分以下几方面：

一、校勘

校勘以清嘉庆十三年（1808）戊辰阳湖孙星衍校刻《平津馆丛书》本为底本。校本有：元赵孟頫手写本（简称赵本）、明万历二十九年（1601）辛丑吴勉学校刻《古今医统正脉全书》本（简称医统本）、日本宽保二年（1742）吉文字屋市兵卫刊本（简称宽保本）、清光绪十七年（1891）辛卯池阳周学海校刻《周氏医学丛书》本（简称周本）、清光绪六年（1880）庚辰上虞阑阑山房徐舜山刻本（简称徐本）、中国中医科学院藏八卷朱笔眉批引周锡瓒本（简称瓒木）。他校主要有《中藏经》引用书目及后世引用《中藏经》的书目：《素问》、《灵枢》、《难经》、《脉经》、《甲乙经》、《诸病源候论》、《太素》、《千金方》等。

二、注释

本书注释以简明为主，不详繁征博引。主要注明通假字、古今字、难解字词。同时，本书特将孙星衍本之小字注明，以区分何者为孙星衍注、何者为赵孟頫本之旧注。而赵本旧注盖抄自南宋楼钥之校注，以便读者据此作进一步研究。

三、《〈中藏经〉研究述评》

《中藏经》作为中医学的主要经典著作之一，其中有争议的地方很多，如该书作者、成书时代、思想内容、与其他经典的关系、它在中医学史上的地位等等，本文作一简单述评，以便读者进一步研究。

四、《〈中藏经〉研究资料》

本书还将附录《中藏经》的序跋题记，供读者研究之用。同时将本人撰写的《从声韵看〈中藏经〉的成书时代》一文附之于后，供读者批评。

北京中医药大学　黄作阵

2007 年 12 月 15 日

《中藏经》研究述评

华佗，字元化，沛国谯（今安徽省亳县）人，东汉末年杰出的医学家。他多次谢绝出仕的征召，长期坚持在民间行医，足迹遍及今江苏、山东、河南、安徽等省的一些地区。因其医术精湛，医德高尚，而深受群众的推崇和爱戴。晚年被曹操召去许昌，侍奉左右。后因托妻病不返，被曹操杀害。

华佗在祖国医学上取得了杰出的成就，除最具影响的麻醉术的发明和施行外科手术外，他还精通经方，擅长针灸，在养生保健方面亦颇多创新，如其仿古导引创立的五禽戏、具有神奇功效的养生延年方漆叶青黏散等，表现出了华佗突出的创新精神。

托名华佗的著作很多，有《华氏中藏经》、《内照法》及《内照图》、《华佗神医秘传》、《华佗神方》、《医学正轨》、《青囊秘录》、《华佗外科证治药方》、《华祖外科十方》等十余种，但据《三国志·华佗传》："佗临死，出一卷书与狱吏，曰：'此可以活人。'吏畏法不受，佗亦不强，索火烧之。"似华佗并无著作传世。然单据此说，亦不可尽信。因烧者为一卷，焉知华佗一生仅此一卷哉！本传又云，华佗"游学徐土，兼通数经。沛相陈珪举孝廉，太尉黄琬辟，皆不就。晓养性之术，时人以为年且百岁而貌有壮容。"以精通数经又寿近百岁，则其著述或亦多矣。

华氏著作，最具影响者莫过《中藏经》，而争议最多者亦此书。本书旧题《华氏中藏经》，首见于南宋郑樵《通志·艺文略》，此后宋代书目著作《秘书省续编到四库缺书目》、《遂初堂书目》、《直斋书录解题》、《宋史·艺文志》并有著录，均记为一卷。由于此书不见六朝文献记载，亦不见于隋、唐书目著录，而始见于宋，故世人多认为此书乃伪托之作。更由于自称华佗外孙的邓处中序称，此书因梦得于石函中，且语多荒诞，故此，本书之作者、本书之撰年、本书之内容、本书之学术价值等，一一受到后人质疑。尽管本书之真伪一时尚难辩明，但本书之学术价值和实用价值则不容置疑，正如楼钥《攻媿文集·中藏经》跋文云："虽不敢以为真元化之书，若行于世，使医者得以习读之，所济多矣。"日本学者三宅玄甫在《新校正中藏经序》亦云："宜与《难经》并行也，实《内经》之羽翼，《本草》之舟楫也。"

在弘扬民族精神，大倡文化复兴的今天，我们尤当以科学精神对待古代文献。若必欲求古书之真，则恐无一真本可寻矣。故孙光荣先生在《中藏经校注后记》的话，颇为中肯："医籍传世与否，自当首重学术价值。若学伪术伪，则虽非伪托亦终不传；若学真术真，则虽伪托亦终不可不传。《中藏经》因伪托之名蒙尘千载而终传于世者，盖其学术思想渊源于《内》、《难》，而又以脉证形气决生死，以脏腑辨证为中心独树一帜，实乃自《内》、《难》以降，理法方药具备之最完整之医经。"诚哉斯言！

为了帮助读者了解关于本书的一些研究情况，特就以下几个问题作一简要述评。

一、关于华佗与麻沸散

华佗为中国神医，《三国志》、《后汉书》均有明确记载，自陈寅恪《寒柳堂集》“三国志曹冲华佗与佛教故事”中提出“夫华佗之为历史上真实人物，自不容不信。然断肠破腹，数日即差，揆以学术进化之史迹，当时恐难臻此。其有神话色采，似无可疑。检天竺语 agada 乃‘药神’之义。旧译为‘阿羯陀’，为内典中所习见之语。‘华’字古音，据瑞典人高本汉字典为 $r^{w}D$，日本汉音亦读‘华’为‘か’。则华佗二字古音‘agada’相适应，其省去‘阿’字者，犹‘阿罗汉’仅称‘罗汉’之比。盖华元化固华氏子，其本名为旉而非佗，当时民间比附印度神话故事，因称为‘华佗’，实以‘药神’目之”，自此后日本人江上波夫、伊藤义教、松木明知进一步据此发挥，认为“华佗”在波斯文是“王”、“神”、“皇上”、“阁下”之意，华佗实为波斯人，其麻沸散是波斯魔术师（眩人）所传，中国古代虽早有“麻”这种植物，但只知道用来织衣，并不知有麻醉作用。对此，长春中医学院郎需才教授在《华佗真是波斯人吗》（见《华佗研究集成》第 1063～1068 页）、《考证麻沸散和再论华佗的国籍》（见《中华医史杂志》1986，16∶88）二文中作了驳斥，该文根据中国药学发展史，又详考《神农本草经》“麻蕡，味辛平，主五劳七伤，利五藏，下血寒气，多食令见鬼狂走，久服通神明，轻身。麻仁味甘平，久服肥健不老仙”、“莨菪子，味苦寒，主齿痛，出虫，肉痹拘急，使人健行，见鬼，多食令人狂走，久服轻身，走及奔马，强志益力通神，一名横唐”、“乌头，味辛温，主中风恶风，洗洗出汗，除寒湿痹，咳逆上气，破积聚寒热，其汁煎之名射罔，杀禽兽”等记载，认为中国人早就掌握了某些药物的麻醉作用，且《金匮要略》亦有“乌头，右一味，以蜜二斤，煎减半，去滓，以桂枝汤五合解之，令得一升后，初服二合；不知，即服三合；又不知，复加至五合；其知者如醉状，得吐者为中病”的记载，则华佗创制麻醉剂，不是偶然的，因而认为华佗系中国人无疑，而麻沸散系华佗之发明，亦不容置疑。我们认为，陈寿撰《三国志》，距华佗去世不过60年，且华佗故里安徽亳州小华庄遗迹俱在，岂能对华佗其人生疑？

至于“麻沸”的含义，有人据《汉书·王莽传下》：“江湖海泽麻沸，盗贼未尽破殄”，颜师古注“麻沸言如乱麻而沸涌”因而解“麻沸”为“混乱”之义。郎需才先生也作新的解释，他认为：“实际麻沸是糜沸（象滚开沸腾的米粥），因为麻糜双声，麻是糜的通假字，唐以前惯用双声叠韵关系，以简单的字代替复杂的字，汉简中以兼代廉（叠韵），以莫代暮（双声）。还可以找出一个实际的例子证明麻沸即糜沸。南朝陈后主《与詹事江总书》：‘梁室乱离，天下糜沸。’麻沸散即是说：服了此散后，脑子里就像一锅沸涌的米粥，不能自我控制，以至迷迷糊糊，失去知觉。”（见《华佗研究集成》第868页）而宋子然先生则认为，“麻沸”即“麻痹”，“沸”与“痹”古音相近，都读作“bì”，故“麻沸”乃“麻痹”（见宋子然《华佗“麻沸散”古读“麻痹散”考》，《中华医史杂志》1987，17：76）。我们认为，“麻沸”亦可为“麻蕡”之音转，“沸”与“蕡”古音亦同，盖古无轻唇音，这是清代学者钱大昕的研究成果；而且以主药命名方剂，是当时之惯例，如以桂枝命名“桂枝汤”之类，故“麻蕡”命名麻醉剂，似更合情理。聊备一说。

关于华佗生卒年月，主要有两种说法：一是百岁说；一是半百说。持百岁说的主要根据是三国志的“时人以为年且百岁”且其弟子樊阿、吴普均年百余岁。半百说，主要源于邓处中《中藏经序》“先生未六十，果为魏所戮”。我们认为，考察华佗生平，当以史书为据，以与华佗发生关联的历史人物的活动时间作为考察坐标。华佗的卒年当在曹冲病死之前即公元208年，其上限就只有根据相关人物考察了。孙成斋等人在《华佗生卒年代考》（见《华佗研究集成》第1022～1026页）列出了《三国志·华佗传》中与华佗关联的人物活动及生卒时间表，颇有参考价值：

曹操，生于公元155年，174年20岁举孝廉，201年患头风，并召华佗，208年下令处死华佗，220年病死，享年65岁。

黄琬，生于138年，162年因党锢坐免，183年再征用，189年迁太尉，辟用华佗，190年狱死，年52岁。

陈珪，生卒年月不详，约190～199年任沛相，194年举华佗为孝廉。

陈登，父陈珪，162年生，187年任东阳县令，198年任广陵太守、伏波将军，并请华佗治疗寄生虫病，201年英年早逝，时39岁。

荀彧，162年生，189年27岁举孝廉，29岁（191年）投曹操，208年华佗被监禁曾为其向曹操求情，被拒绝，212年被曹操杀死，年50岁。

据此，作者推论：

华佗，生于154年（桓帝永兴二年），35岁被太尉黄琬辟用，40岁沛相陈珪举他为孝廉，都未到任，44岁为广陵太守陈登看病，47岁被曹操召去专门为其治病，在曹操身边服务7年，于208年54岁时狱死于许昌。

我们认为，华佗卒年为公元208年，各家基本意见是一致的，郭霭春《中国医史年表》、《辞海》、《简明中医辞典》亦主此说。

而其生年，根据陈珪任沛相时间（约190～199），假设举华佗为孝廉在公元190年，其时华佗40岁，那么，华佗在208年也不过60岁，故华佗年龄当在60岁左右，上下不超过5年，这个推测还是比较合理的。至于“年且百岁”，不过虚指而已。

二、关于《中藏经》撰者及成书时代

《中藏经》的成书年代与撰人是密切相关的问题。首先要考察该书的撰人，撰人清楚了，成书时代问题也就清楚了。

关于作者，主要有以下几种说法：①宋人所撰；②六朝人手笔；③后人缀辑；④华佗弟子所撰；⑤华佗所撰。

“宋人所撰”说，最早见于清周锡瓒《重订中藏经》跋文，谓：“宋重医学，几与唐之明法明算等，疑其书或出于此时”。近代章太炎先生主此说，其《猝病新论》一书有“论《中藏经》出于宋人”专论，其主要根据是隋唐目录无《中藏经》之名；《千金》《外台》所引华佗方如赤散、常山桂心丸等八个方剂，《中藏经》未见载录以及该书明显带有宋代医学特征等三个方面加以论述，认为此书“必是宋人妄造”；尚启东先生亦从疾病发展史、方剂发展史、中药发展史、度量单位演变史等方面，明确提出《中藏经》为“北宋道家邓处中抄袭而成”（见尚启东《华氏〈中藏经〉辨伪》，《华佗研究集成》第1091～1094页）。本人亦有拙文《从声韵看中藏经的成书时代》一文，从用韵情况看，《中藏经》较为符合宋人用韵特点，因而判断可能出自宋人所撰。

“六朝手笔”说，主要是清孙星衍在《四库全书未收书目提要》及《中藏经序》中说：“此书文义古奥，似是六朝人手笔，非后世所能假托。”贾得道先生在《中国医学史略》中，根据《中藏经》某些内容与《脉经》、《千金》所引华佗语极相似，认为“孙星衍认为是六朝人所撰，不是没有道理的”。

“后人缀辑说”，首倡于清姚振宗。他说：“华元化一卷，书已自焚于狱中，《隋书》所载四种及《五禽戏》，大抵皆其弟子吴普、樊阿、李当之所撰录。《中藏经》又后人综录其书。”周锡瓒进一步认为是北宋人编著。在《重校中藏经》跋文中说：“《隋书·经籍志》载吴普撰《华佗药方十卷》……普集《华佗药方》，新旧《唐书》皆载于《经籍》、《艺文志》，而《宋史·艺文志》亦有《华佗药方》一卷。其书想必北宋时尚有流播，或多残缺，故其时名医缀辑而成此书，别列名目，以托华佗。”

“华佗弟子所撰”说，此说为明吕复首先提出，他说：“《中藏经》八卷，……按《唐志》，有吴普集《华氏药方》，别无《中藏经》之名。普其弟子，宜有所集。窃意诸论非普不能作。”近人米伯让在《华佗遗著考识》一文中说：《中藏经》“有人疑是华佗的弟子吴普、樊阿等依据华氏遗意录辑而为后人传抄流传，此种说法，我们认为是很有可能的”。

“华佗所撰”说，自明以来，王肯堂、张景岳、龚云林等均认为《中藏经》为华佗所撰，在其各自著作中引用《中藏经》，直云“华元化云”。牛麟先生在《〈中藏经〉真伪之争的基本情况与现代研究》（见《华佗研究集成》第 1094～1099 页）一文中，从以下六个方面论证，认为《中藏经》出于华佗之手：①《脉经》《千金方》的引文与《中藏经》有多相同处；②《中藏经》的内容与成书于汉代的《太平经》（道教经典著作）、《神农本草经》某些思想相一致；③《中藏经》的治疗手段“水法”、“火法”与古代治病方法相一致；④《中藏经》的思想内容与作者所处时代即神仙学说产生的汉代、道教盛行的时代相应；⑤《中藏经》文义古奥，与汉代文风格（有骈有散）相应；⑥从避讳看，本书既避宋讳，但也避唐讳，如《论肾脏虚实寒热生死逆顺脉证之法第三十》中说："厥邪客于肾，则梦临深投水中"，此句见《内经》，而此处将"渊"改"深"是避唐高祖李渊之讳的表现。

我们认为，诸说虽有一定道理，但依然有待进一步研究。因为除"宋人所撰"说法有些根据外（如唐宋目录学著作未有记录等），其他多为揣测之词。即如牛麟先生所举六条理由，似亦不甚充分。首先，《中藏经》与《脉经》、《千金》所引条文、内容有相似之处，但不一定是《脉经》《千金》从《中藏经》抄出，也可能是宋人编辑《中藏经》时从《脉经》《千金》中综录华佗某些医学理论而成；其次，神仙之说，道教之术，自东汉以来一直盛行，不见得只有汉人受影响，宋人反倒不受影响；第三，就写作风格而言，更难比较。唐宋古文运动，专以拟古为荣，怎见得只有《中藏经》文义古奥？至于避讳，也许宋人编纂《中藏经》时据唐代医学写本抄录而来，故依然带有唐人避讳。同样，仅据本书隋唐目录学无有记录、内有后代之药物名称以及有宋代避讳、文字音韵特点，就断言为宋人所作，亦嫌证据单薄。因为古书本有而晚见于目录学的著作很多，且古人对前代之书往往喜增益改窜，每代皆然，《中藏经》即使系华佗所著，出现后代药方亦不令人意外。由此可见，以上诸说，都不能完全确定《中藏经》为何代何人所作。但华佗作为一代神医，饱读经籍而又临证丰富，且弟子众多，完全没有医学遗产传世也是不可想象的。因此我们认为，该书核心内容（即理论部分）为华佗所著而历代有所增益（如药方之类)，最后编定于北宋的可能性较大。

三、关于《中藏经》版本流传情况

《中藏经》流传情况，据马继兴先生《中医文献学》简述如下：

北宋以前，本书只一卷，撰者多题为“华佗”，也有题为“扁鹊”、“灵宝洞主探微真人”（即邓处中）者。

南宋以后，传本主要有1卷本、2卷本、3卷本、4卷本四种版本流传。

第一类，1卷本。南宋《通志·艺文略》、《秘书省续编到四库阙书目》、《遂初堂书目》等。明末清初时，1卷本又有旧抄本一种，系清初周锡瓒刊刻此书时所据之底本（据周氏跋文）。此书包括49论，60余方，与3卷本相似。但此后未见传世。

第二类，3卷本。始自南宋楼钥校刻本，书末有楼氏跋文。系根据闽中本及陆本校刊，其内容亦为49论60余方。

元代书法家赵孟頫（1254--1322）据楼钥本抄录2本，一本藏台北故宫博物院，另一本下落不明。国内只有此本之影写本二种，一藏辽宁省图书馆，一藏上海市博物馆（缺卷上第1～9篇及卷中）。

明代有江澄中刊本，刊刻年代不详，今佚。

清代主要有嘉庆十三年（1808）孙星衍校刊本（收入《平津馆丛书》），光绪六年（1881）上海千顷堂书店石印本（徐沛校本），光绪九年（1883）刊本（据徐沛校本），光绪十年（1884）平津馆复刊本、朱氏槐庐家熟刊本，光绪十一年（1885）朱氏复刊本、校经山房刊本，光绪十七年（1891）周学海校刊本（收入《周氏医学丛书》），迪德堂刊本及年代不详的鸿章书局石印本。

清以后有1936年《中国医学大成》本，1939年《丛书集成》本，1942年蔡陆仙等石印本，1956年商务印书馆排印本，1963年人民卫生出版社据孙星衍本铅印本，1985年江苏科技出版社出版吴国昌校注本（收入《中医古籍小丛书》中），1990年人民卫生出版社排印本（李聪甫校注）。

第三类，8卷本。最早有明吴勉学校刊，万历二十九年（1601）收入《古今医统正脉全书》，共49论，130余方，内容与3卷本互有增删，但全书体例未变，还有五车楼本（题为“吴勉学、鲍士奇合校”）。

清以后8卷本主要有木刻光绪四年（1878）上虞阑阑（一作兰兰）山房徐舜山刊本（1880、1884有重刊本），光绪六年（1880）联兴堂冯烘记刊本，光绪十一年（1885）宋氏刊本，1907年京师医局重刊《医统正脉》本。石印本有宣统三年（1911）华英书局本，年代不详的千顷堂书局本及文瑞楼石印本。

日本刊本有宽保二年（1742）浪华书局刊“新校正华氏《中藏经》”（即吉冈玄昌训注本）。

精抄本有道光十四年（1843）何瑛永德堂抄本。

第四类，2卷本。乾隆五十年（1785）周锡瓒据旧钞1卷本，参照吴勉学本悉为2卷，卷首附入邓处中序，此书已佚。嘉庆五年（1800）有此本的复刊本。

此为本书版本大致的流传情况。今本通行主要为3卷本和8卷本。

四、关于《中藏经》内容及学术地位

《中藏经》概括地叙述了中医学天人相应的哲学基础，确立了脏腑辨证论治体系，开创了“虚实寒热生死逆顺”的有别于《内经》《伤寒》的八纲辨证之先河，总结了各种疑难杂病论治大法，从理论到临床，形成了一套完整的体系，起到了执简驭繁的作用，在中医学史上，有着独特的理论价值和临床价值。

1. 天人感应的哲学思辨观

《中藏经》开篇就论述了中医学的哲学基础，指出人与天地的交感互动关系，如《人法于天地论第一》：“人者，上禀天，下委地；阳以辅之，阴以佐之；天地顺则人气泰，天地逆则人气否。是以天地有四时五行，寒暄动静。其变也，喜为雨，怒为风，结为霜，张为虹，此天地之常也。”“人有四肢五脏，呼吸寤寐，精气流散，行为荣，张为气，发为声，此人之常也。阳施于形，阴慎于精，天地之同也。失其守，则蒸而热发，否而寒生，结作瘿瘤，陷作痈疽，盛而为喘，减而为枯，彰于面部，见于形体，天地通塞，一如此矣！”

2. 开创了新八纲辨证的先河

中医治病之八纲“阴阳、表里、寒热、虚实”为公认中医辨证方法之基本纲领，而《中藏经》则另外开辟了中医的辨证论治体系，即“虚实寒热生死逆顺”，在《论五脏六腑虚实寒热生死逆顺之法第二十一》中本书作了鲜明的阐述：“夫人有五脏六腑，虚实寒热，生死逆顺，皆见于形证，脉气若非诊察，无由识也。虚则补之，实则泻之，寒则温之，热则凉之，不虚不实，以经调之，此乃良医之大法也。”

3. 确立了脏腑系统辨证论治体系

脏腑辨证的理论体系虽在《内经》的《玉机真藏论》、《平人气象论》、《藏气法时论》、《脉解篇》已有论述，但《中藏经》对《内经》理论有了明显的继承和发展，在《论五脏六腑虚实寒热生死逆顺之法第二十一》、《论肝脏虚实寒热生死逆顺脉证之法第二十二》、《论胆虚实寒热生死逆顺脉证之法第二十三》、《论心脏虚实寒热生死逆顺脉证之法第二十四》、《论小肠虚实寒热生死逆顺脉证之法第二十五》、《论脾脏虚实寒热生死逆顺脉证之法第二十六》、《论胃虚实寒热生死逆顺脉证之法第二十七》、《论肺脏虚实寒热生死逆顺脉证之法第二十八》、《论大肠虚实寒热生死逆顺脉证之法第二十九》、《论肾藏虚实寒热生死逆顺脉证之法第三十》、《论膀胱虚实寒热生死逆顺脉证之法第三十一》等篇中做了详尽论述，对此，上世纪八十年代湖南《中藏经》整理小组的孙光荣先生作了高度评价：“《中藏经》开脏腑辨证之先河。”

4. 总结了临床常见疾病的治法及宜忌

《中藏经》并非仅仅是一部理论著作，更重要的是作者结合临床经验，总结常见疾病的治法及宜忌，具有非常独到的临床价值，如《风中有五生死论第十七》：“风中有五者，谓肝、心、脾、肺、肾也。五脏之中，其言生死，状各不同。心风之状，汗自出而好偃，仰卧不可转侧，言语狂妄，若唇正赤者，生，宜于心俞灸之。若唇面或青或黄，或白或黑，其色不定，眼瞤动不休者，心绝也，不可救，过五六日即死耳。肝风之状，青色围目连额上，但坐不得倨偻者，可治；若喘而目直视，唇面俱青者，死。肝风宜于肝俞灸之。”

《论五丁状候第四十》："五丁者，皆由喜怒忧思，冲寒冒热，恣饮醇酒，多嗜甘肥，毒鱼酢酱，色欲过度之所为也。畜其毒邪，浸渍脏腑，久不摅散，始变为丁。其名有五，一曰白丁，二曰赤丁，三曰黄丁，四曰黑丁，五曰青丁。"

"白丁者，起于右鼻下，初起如粟米，根赤头白，或顽麻，或痛痒，使人憎寒头重，状若伤寒，不欲食，胸膈满闷，喘促昏冒者死，未者可治。此疾不过五日，祸必至矣，宜急治之。"这些经验即使用于今日临床亦有重要指导作用。

以上就《中藏经》的几个焦点问题作了一个简单述评，但华佗先生的事迹及著作被历史的迷雾重重遮盖，岂能短时间把各种谜底揭开！本书出版，只是为了使更多爱好者研究华佗，研读《中藏经》，从《中藏经》中汲取营养，为中华儿女的身心健康做出更大贡献！

北京中医药大学　黄作阵

2007年12月

华氏中藏经目录

重校华氏中藏经序

《华氏中藏经》，见郑樵《通志·艺文略》①。为一卷。陈振孙《书录解题》同②。云：汉谯郡华陀元化撰③。《宋史·艺文志》“华氏”作“黄”④，盖误。今世传本有八卷，吴勉学刊在《古今

---

① 郑樵《通志·艺文略》：郑樵（1104～1162），南宋兴化军莆田（今福建莆田）人。字渔仲，居夹漈山，学者称夹漈先生。博学多识，好为考证之学。官至枢密院编修。《通志·艺文略》：郑樵撰，共二百卷。体例仿通史。分帝纪、皇后列传、年谱、诸略、列传等目。起自三皇，终于隋代。其中《艺文略》，是记载历代图书目录的。其“医方类”录医学书籍二十六种，六百六十二部，七千三百八十二卷。在《艺文略》医方下记有“《华氏中藏经》一卷”。

② 陈振孙《书录解题》：陈振孙（约1186～约1262），曾名瑗，字伯玉，号直斋，湖州安吉（今属浙江）人。一说湖州吴兴（今浙江湖州）人。著名目录学家。官至户部侍郎，以宝章阁待制致仕。《书录解题》：又名《直斋书录解题》。原本五十六卷，分经、史、子、集四录，故称“书录”。全书共分五十三类，五万一千一百八十余卷，每书各详其卷帙多少、撰人姓名及官称、成书及内容起止、重要序跋摘录等，间有史书考订，谓之“解题”，此部分尤具参考价值。在卷十三《医书类》记云：“《中藏经》一卷，汉谯郡华佗元化撰”。

③ 谯郡：郡名，东汉末，分沛国置谯郡。在今安徽亳州市。陀，通“佗”。

④ 《宋史·艺文志》句：《宋史》，元脱脱主编。脱脱（1314～1355），元代大臣，字大用。该书共四百九十六卷，记载自建隆元年（960）至祥兴二年（1279）三百一十九年的历史。计本纪四十七卷，志一百六十二卷，表三十二卷，列传二百五十五卷。元至正三年（1343）设局重修宋、辽、金三史，以丞相脱脱为都总裁，五年（1345）成书。于北宋及南宋高、孝、光、宁四朝，据宋王朝国史旧本，比较详赡，于理宗、度宗两朝，缺漏很多。全书篇幅浩大，所收列传人物多至二千人，诸志也保存了不少原始资料，但剪裁不精，至有一人两传，有目无文，互相矛盾的严重缺陷。《艺文志》：当时所存典籍的书目汇编，本志中收书二千三百六十九部，三万四千九百六十五卷，其中医书类五百零九部，三千三百二十七卷。《宋志》云：“《黄氏中藏经》一卷，灵宝洞主探微真人撰”。“黄”为“华”字之误。

医统》中①。

余以乾隆丁未年入翰林②，在都见赵文敏手写本③。卷上自第十篇“性忌则脉急”已下起④，至第二十九篇为一卷；卷下自“万应圆药方”至末为一卷。失其中卷。审是真迹⑤。后归张太史锦芳，其弟录稿赠余⑥。又以嘉庆戊辰年乞假南归⑦，在吴门见周氏所藏元人写本⑧，亦称赵书，具有上、中、下三卷，而缺论诊杂病必死候第四十八及察声色形证决死法第四十九两篇。合前后

---

① 吴勉学句：吴勉学，字肖愚，明代安徽歙县人。生平未详。一生刊刻、校订医书甚多，主要有《古今医统正脉全书》、《河间三、六书》、《痘诊大全八种》、《医学原理》等。《古今医统》：全称《古今医统正脉全书》，二百十三卷，明·王肯堂辑。该书是一部内容十分丰富的医学丛书，辑入明代以前医籍四十三种，涉及医经、本草、方书、诊断诸学。其中有许多有影响的医著，如王冰注《黄帝内经素问》、《灵枢经》，也收录了华佗《中藏经》、王叔和《脉经》。但该书编次不整，次序颇显杂乱。有明万历二十九年（1601）吴勉学校刻本。孙氏所说当指此本。

② 余以句：以：在。乾隆丁未年：公元 1787 年。翰林：指翰林院，官署名。清沿明制，翰林院掌编修国史及草拟制诰等，其长官为掌院学士，满汉各一人，由大学士、尚书中特派。

③ 赵文敏：即赵孟頫（1254～1322），宋太祖子秦王德芳之后，因赐第湖州，故为湖州人。字子昂，号松雪道人，卒谥文敏。入元，累官至翰林学士承旨。孟頫诗、书、画皆自成家。书称“赵体”，画变南宋画院格调，开元代风气之先。

④ 性忌：“忌”，赵本及本书卷上第十篇“脉要论”均作“急”。当是。已：通“以”。

⑤ 审是真迹：确实是真迹。审：确实。副词。

⑥ 张太史锦芳：张锦芳（1743？～?），清文学家。字粲光（一作粲夫），号药房。广东顺德人。乾隆进士，改翰林院庶吉士，授编修。在翰林院修国史、实录等，故有“太史”之称。有《南雪轩文抄》二卷、《逃虚阁诗抄》六卷及《南雪轩诗余》一卷。其弟：指张锦芳之弟张锦麟，字瑞夫，乾隆举人。

⑦ 嘉庆戊辰年：公元 1808 年。

⑧ 吴门：古吴县城（今苏州市）的别称。吴县为春秋时吴都，因称吴县城为吴门。周氏：不详。

二本，校勘明本，每篇脱落舛误凡有数百字①，其方药名件、次序、分量，俱经后人改易，或有删去其方者②。今以赵写两本为定。

此书文义古奥，似是六朝人所撰，非后世所能假托③。考《隋书·经籍志》有华陀观形察色并三部脉经一卷④，疑即是中卷论诊杂病必死候已下二篇，故不在赵写本中，未敢定之。郑处中之名，不见书传。陈振孙亦云：自言为华先生外孙，称此书因梦得于石函⑤，莫可考也。序末称甲寅秋九月序，古人亦无以干支纪岁不著“岁”字者，疑其序伪作。至一卷、三卷、八卷分合之异，则后人所改。赵写本旁注有高宗、孝宗庙讳⑥，又称有库本、陆

---

① 舛误：错误。舛（chuǎn 喘）：乖违、差错。

② 或有：即“有”之义。同义复用。

③ 托：假托。

④ 《隋书·经籍志》：《隋书》，唐·魏征等撰，八十五卷，纪传体隋代史。纪、传部分为魏征、颜师古、孔颖达、许敬宗等撰，成于贞观十年（636）。十志为于志宁、李淳风等撰，成于显庆元年（656）。其中《经籍志》，以隋代官私书目所谓见存者类次为长编，附以梁代之所有，将书分为经、史、子、集四部，录书目一万四千四百六十六部，八万九千六百六十六卷。其四部分类法，对后世目录分类影响很大。但该书章法失次，亦未能尽善。

⑤ 自言为华佗外孙二句：见邓处中《华氏中藏经序》。称此书因梦得于石函：今本《直斋书录解题》无此九字。

⑥ 高宗、孝宗庙讳：高宗指南宋皇帝赵构，高宗为其庙号。生于1107年，卒于1187年，徽宗第九子。靖康二年（1127），金兵俘徽、钦二宗北去，高宗即帝位于南京（今河南商丘）。后又退至江南，建行都于临安（今浙江杭州），史称“南宋”。高宗为求和与宰相秦桧设计收诸大将兵权，杀害岳飞，在位三十六年。孝宗：即赵昚（shěn 审）（1127～1194），字元永，太祖七世孙。绍兴三十二年（1162），即帝位。在位二十八年。孝宗为其庙号。昚，同“慎”。避其庙讳，谓避用“慎”字。赵写本、孙本凡遇“构”、“慎”均为双行小字“高宗庙讳”、“孝宗庙讳”，以保存宋本原貌。今依旧。

本异同[①]，是依宋本手录。元代不避宋讳，而不更其字[②]，可见古人审慎阙疑之意[③]。

此书四库书既未录存[④]，又两见赵写善本[⑤]，急宜刊刻，以公同好[⑥]。卷下万应圆等，皆以丸散治疾，而无汤药。古人配合药物分量，案五脏五味[⑦]，配以五行生成之数。今俗医任意增减，不识君、臣、佐、使，是以古人有不服药为中医之叹[⑧]。要知外科丸散，率用古方分量[⑨]，故其效过于内科，此即古方不可增减之明证。余所得宋本医学书甚多。皆足证明人改乱古书之谬，惜

---

① 库本、陆本句：库本，宋代官刻书籍版本的一种。宋各州置公使库，招待来往官吏。库有余资则用以刻书，所刻书叫公使库本书，简称库本。此疑即闽中仓司本。陆本：宋代陆从老家藏本。据楼钥《攻媿文集》卷七十二《跋华氏中藏经》云："古汴陆从老，近世之良医也，尝与之论脉。一日得闽中仓司所刊《中藏经》读之，以叩从老。从老笑曰：此吾家所秘，不谓版行已久。因出其书见假。取而核之，乃知闽中之本未善。"异同：偏义复词，偏于"异"，指不同。

② 更：改。

③ 审慎阙疑：审慎：小心谨慎。阙疑：谓对疑难问题不妄加评论。《论语·为政》："多闻阙疑，慎言其余，则寡尤。"

④ 四库书：指《四库全书》。清乾隆三十七年开馆纂修，经十年始成。共收书三千五百零三种，七万九千三百三十卷，分经、史、子、集四部，故称四库。该书保存整理了大量历史文献。另仅存书名而未收录的，凡六千八百一十九部，九万四千零三十四卷。

⑤ 善本：一般指流传日久、刊刻工致、校勘精审、纸墨俱佳、学术资料性较强的古籍版本。清·张之洞曾提出善本的三条标准：一、足本，即无缺残无删削的本子；二、精校精注的本子；三、旧本，即旧刻，旧抄本。

⑥ 同好（hào）：爱好相同的人。曹桓《与杨德祖书》："虽未能藏之于名山，将以传之于同好。"

⑦ 案：通"按"。依据、按照。

⑧ 不服药为中医：语出东汉·班固《汉书·艺文志·方技略》："故谚曰：'有病不治，常得中医。'"意为有病不去治疗，反而常能达到中等医生的水平。

⑨ 率（shuài 帅）：大都。

无深通医理者与共证之。

嘉庆十三年太岁戊辰十月四日，孙星衍撰序于安德使署之平津馆①。

① 嘉庆句：嘉庆十三年即公元1808年。太岁：古代天文学中假设的星名，与岁星相对。又称岁阴或太阴。岁星即木星。古代认为岁星十二年一周天（实际为11.86年），因将黄道分为十二等分，以岁星所在的部分，作为岁名。但岁星运行的方向为自西向东，与将黄道分为十二支的方向正相反，为避免不便，故假设太岁作与岁星实际运行相反的方向运动，以每年太岁所在的部分来纪年。因木星运行并非准确12年，故此种纪年法早就罕用，此处只是袭用古称而已。戊辰：即公元1808年。这是干支纪年法。干支纪年最早见于《淮南子·天文训》，但西汉时这种方法还不通行。东汉光武帝建武三十年（54年）开始正式用干支纪年。孙星衍：（1753～1818），清代江苏阳湖人。字伯渊，一字渊如，号季述。乾隆五十二年进士。曾任山东按察使、布政使，后因病归故里。初以文学著称，后专力经史文字音韵训诂之学，兼及诸子百家，工于篆隶。藏书甚富。曾辑刊《平津馆丛书》、《岱南阁丛书》。安德：古地名。约在今山东德州附近。平津馆：汉·公孙弘为丞相，封平津候（平津，故地在河北盐山县南），起客馆，开东阁，招请士人。后因以“平津馆”称高级官僚延纳宾客的处所。孙星衍任山东督粮道时，治所即在公孙弘所封平津故地，因名其书斋为“平津馆”，所刊丛书名《平津馆丛书》。其《平津馆记》曰：“予参藩山左，驻节安德，地为平原故郡，当燕齐孔道，通人过访无虚日……所以名吾馆者，以识风土古迹，后之士夫为国树人，或有慕夫开阁之风也。”

华氏中藏经序

应灵洞主探微真人少室山邓处中撰①

华先生讳佗，字元化，性好恬淡，喜味方书②。多游名山幽洞，往往有所遇③。一日，因酒息于公宜山古洞前④，忽闻人论疗病之法，先生讶其异⑤，潜逼洞窃听⑥。须臾，有人云：华生在迩⑦，术可付焉⑧。复有一人曰：道生性贪⑨，不悯生灵⑩，安得付也？先生不觉愈骇，跃入洞，见二老人，衣木皮⑪，顶草冠。

---

① 应灵洞主句：应灵洞，不详，或为邓处中之斋室名。洞主：唐宋时对设在名山胜地的书院中主持教授者称山长或院长。地以洞名者或称洞主。宋·陈舜俞《庐山记·叙山南》："南唐升元中，因洞（白鹿洞）建学馆，置田以给诸生，学者大集。以国子监九经李善道为洞主，以主教授。"真人：道家称存养本性或修真得道的人。亦泛称"成仙"之人。少室：山名。在河南登封县北，嵩山西。东太室，西少室，相距七十里，总名嵩山。因山有石室得名。邓处中：生平不详。自称华佗外孙云云，亦不可信。

② 味：玩味，研读。

③ 往往：常常。

④ 因酒息于公宜山：因酒：因为喝酒。息：休息。公宜山：不详。

⑤ 讶其异：讶：惊讶。异：奇异。

⑥ 潜逼：悄悄接近。潜：偷偷地。逼：接近、靠近。

⑦ 迩：附近。

⑧ 付焉：交给他。付：给。焉：之。

⑨ 道生：修道求仙的年轻人。生：古代对年轻读书人的称呼。

⑩ 不悯生灵：不怜悯老百姓的痛苦。悯：怜惜。生灵：老百姓。

⑪ 衣木皮：穿着树皮做的衣服。衣：穿，动词。

先生躬趋左右而拜曰[①]：适闻贤者论方术[②]，遂乃忘归。况济人之道，素所好为[③]。所恨者[④]，未遇一法可以施验，徒自不足耳[⑤]。愿贤者少察愚诚[⑥]，乞与开悟[⑦]，终身不负恩。首坐先生云：术亦不惜，恐异日与子为累[⑧]。若无高下，无贫富，无贵贱，不务财贿[⑨]，不惮劳苦[⑩]，矜老恤幼为急[⑪]，然后可脱子祸。先生再拜谢曰：贤圣之语，一一不敢忘，俱能从之。二老笑指东洞云：石床上有一书函，子自取之，速出吾居，勿示俗流，宜秘密之[⑫]。先生时得书，回首已不见老人。先生慑怯离洞[⑬]，忽然不见[⑭]，云奔雨泻，石洞摧塌。既览其方，论多奇怪。从兹施试，效无不存神[⑮]。先生未六旬，果为魏所戮[⑯]。老人之言，预有斯验。余乃先生外孙也，因弔先生寝室[⑰]，梦先生引余坐，语《中藏经》真活

① 躬趋：弯下腰快步前行。躬：弯腰。趋：快步走。古人见长者应快趋，以示尊敬。

② 适：刚好、恰好。

③ 素：一向。

④ 恨：感到遗憾。

⑤ 徒自：只是。

⑥ 少：稍微。

⑦ 乞（qì 气）与：给与。

⑧ 异日与子为累：异日：他日，将来某日。与子为累：给你带来牵累。累：连累、牵累。此处暗指华佗为曹操所杀之事。

⑨ 不务财贿：不贪财。务：追求。财贿：财物。

⑩ 惮（dàn 但）：畏惧、害怕。

⑪ 矜：怜惜。

⑫ 秘密：谓密藏。

⑬ 慑怯：害怕的样子。

⑭ 忽然不见：疑当作“忽然见”，连下句读。“不”字或衍。

⑮ 存神：具备神效。

⑯ 果：果然。

⑰ 弔：“吊”的异体字。哀悼。

人法也[1]，子可取之，勿传非人[2]。余觉，惊怖不定，遂讨先生旧物[3]，获石函一具，开之，得书一帙[4]，迺《中藏经》也[5]。予性拙于用，复授次子思[6]，因以志其实[7]。

甲寅秋九月序[8]

此序赵写本所无，似是后人伪作，姑附存之[9]

① 语（yù 预）：告诉。

② 非人：道德学问不好的人。

③ 讨：检寻。

④ 一帙（zhì 至）：一函。帙：书套、书函。

⑤ 迺："乃"的异体字。

⑥ 思：邓处中之子。

⑦ 因以志其实：于是把自己发现《中藏经》的这一历史事件记录下来。志：同"誌"，记录。实：史实。

⑧ 甲寅：未详具体年代。

⑨ 此序句：此句为孙星衍所记。书中凡正文下小字一为孙氏校注语，一为赵孟頫手抄本校注语。赵本校注语当源自南宋楼钥校刊语。凡赵注一律在校注中注明，以示孙校与赵校之别。

华氏中藏经　卷上

赐进士及第授通奉大夫署山东布政使督粮道孙星衍校①

人法于天地论第一②

人者，上禀天，下委地③。阳以辅之，阴以佐之。天地顺则人气泰④，天地逆则人气否⑤。

是以天地有四时五行，寒暄动静⑥。其变也，喜为雨，怒为风，结为霜，张为虹，此天地之常也⑦。人有四肢五脏，呼吸寤寐。精气流散，行为荣⑧，张为气，发为声，此人之常也。

---

① 赐进士及第句：赐进士及第：明清殿试之一甲三名称赐进士及第，亦省称及第。通奉大夫：清从二品文官封赠。布政史：官名。清代为督抚的僚属，专管一省的财赋和民政。督粮道：官名。清代置于漕运各省，掌粮米运漕之事。

② 法于天地：法：效法，动词。法于天地，意谓顺应天地自然的变化规律。

③ 上禀天，下委地：即“上禀于天，下委于地”。禀：受。委：付。本句意谓人禀受天地自然之气而生。

④ 人气泰：人之气机通畅平和。泰：通。

⑤ 否（pǐ 匹）：同“痞”，古今字，意为不通畅。

⑥ 暄（xuān 宣）：温暖。

⑦ 常：基本规律。

⑧ 荣：通“营”，指营气。

阳施于形，阴慎于精[①]，天地之同也。失其守，则蒸而热发[②]，否而寒生[③]，结作瘿瘤，陷作痈疽[④]，盛而为喘，减而为枯[⑤]，彰于面部[⑥]，见于形体[⑦]，天地通塞，一如此矣[⑧]！故五纬盈亏[⑨]，星辰差忒[⑩]，日月交蚀[⑪]，彗孛飞走[⑫]，乃天地之灾怪也；寒暄不时，则天地之蒸否也[⑬]；土起石立[⑭]，则天地之痈疽也；暴风疾雨[⑮]，则天地之喘乏也[⑯]；江河竭耗，则天地之枯焦也。鉴者

---

① 阳施于形，阴慎于精：指阳气布施于外在的形态，阴气生成为内在的真精。慎：揣文义为“生成”，或为“成”之通假。“慎”中古音为禅纽震韵，“成”为禅纽清韵，双声而韵部之主要元音相同。又《诗经·大雅·桑柔》“考慎其用”毛亨传：“慎，成也”。按：本书共有三处未避孝宗庙讳，疑为元人回改。

② 蒸而发热：指阳气蒸腾而发热。

③ 否（pǐ 匹）而寒生：指阴气闭塞不通而生寒。否：同“痞”，阻隔不通。

④ 陷作痈疽：指气机下陷而生成痈疽。

⑤ 盛而为喘，减而为枯：指形虚体胖而喘促，消瘦衰弱而干枯。

⑥ 彰：显露。

⑦ 见（xiàn 现）：同“现”，古今字。显现。

⑧ 一：完全，副词。

⑨ 五纬：金、木、水、火、土五星之总称。言纬者，二十八宿随天左转为经，五星右转为纬。

⑩ 星辰差忒（tè 特）：谓星辰不依常轨运行。星辰：众星总称。一说，星指金木水火土五星，辰指二十八宿。差忒：差错，逆乱。

⑪ 交蚀：都出现亏蚀。交，俱，一起。

⑫ 彗孛（bèi 背）：即“扫帚星”。《尔雅·释天》疏：“孛者何？彗星也。彗，谓帚也，言其状似扫帚，光芒孛孛然，故言孛，又言彗。”

⑬ 蒸否（pǐ 匹）：升腾或痞塞。

⑭ 土起石立：土丘耸起，石头竖立。

⑮ 疾雨：急速之雨。

⑯ 喘乏：气喘困乏。

决之以药①，济之以针②，化之以道③，佐之以事④。故形体有可救之病，天地有可去之灾⑤。

人之危厄死生⑥，禀于天地。阴之病也，来亦缓而去亦缓；阳之病也，来亦速而去亦速。阳生于热，热而舒缓；阴生于寒，寒则拳急⑦。寒邪中于下⑧，热邪中于上，饮食之邪中于中。人之动止⑨，本乎天地⑩。知人者有验于天⑪，知天者必有验于人。天合于人，人法于天。见天地逆从，则知人衰盛。人有百病，病有百候，候有百变，皆天地阴阳逆从而生。苟能穷究乎此⑫，如其

---

① 鉴者决之以药：明智之人以药疏导之。鉴者：明智的人。决：疏导。

② 济：救。

③ 化之以道：用道理开导他们。

④ 佐之以事：谓以符合自然变化之事助民顺应自然变化。佐：辅助。

⑤ 自“是以天地有四时五行”至本句：按此二段文字又见《旧唐书·孙思邈传》，姑将原文录于下，供参考。思邈曰：“吾闻善言天者，必质之于人；善言人者，亦本之于天。天有四时五行，寒暑迭代。其转运也，和而为雨，怒而为风，凝而为霜雪，张而为虹霓。此天地之常数也。人有四支五藏，一觉一寝，呼吸吐纳，精气往来，流而为荣卫，彰而为气色，发而为音声。此人之常数也。阳用其形，阴用其精，天人之所同也。及其失也，蒸则生热，否则生寒，结而为瘤赘，陷而为痈疽，奔而为喘乏，竭而为燋枯，诊发乎面，变动乎形。推此以及天地亦如之。故五纬盈缩，星辰错行，日月薄蚀，孛彗飞流，此天地之危诊也；寒暑不时，天地之蒸否也；石立土踊，天地之瘤赘也；山崩土陷，天地之痈疽也；奔风暴雨，天地之喘乏也；川渎竭涸，天地之燋枯也。良医导之以药石，救之以针剂；圣人和之以至德，辅之以人事。故形体有可愈之疾，天地有可消之灾。”究竟是《中藏经》抄袭孙氏之文，还是孙氏之文依本此书，尚待研究。

⑥ 危厄：危险灾难。

⑦ 拳急：拳缩拘急。

⑧ 中（zhòng 重）：侵犯。

⑨ 动止：行动举止，起居。

⑩ 乎：于。介词。

⑪ 者：周本、医统本此下有“必”字。又据下句“者”下有“必”，疑当补“必”。

⑫ 穷究：深入研究。

神耳[1]！

阴阳大要调神论第二[2]

天者阳之宗[3]，地者阴之属[4]。阳者生之本，阴者死之基[5]。天地之间，阴阳辅佐者人也。得其阳者生[6]，得其阴者死。阳中之阳为高真[7]，阴中之阴为幽鬼[8]。故钟于阳者长[9]，钟于阴者短。

多热者阳之主，多寒者阴之根。阳务其上[10]，阴务其下；阳行也速，阴行也缓；阳之体轻[11]，阴之体重。阴阳平，则天地和而人气宁；阴阳逆，则天地否而人气厥[12]。故天地得其阳则炎炽，得其阴则寒凛。

---

① 如其：至于，达于。

② 阴阳大要：指阴阳变化的基本规律。调神：调适精神。本篇论述了阴阳的类别、属性，揭示了阴阳变化的基本规律，指明了人们顺从阴阳、调养身体的大法。

③ 宗：本始。

④ 属（shǔ 蜀）：宗属、根本。

⑤ 基：本始。

⑥ 其：指天地。下句中“其”同。

⑦ 高真：得道成仙之人。

⑧ 幽鬼：埋于地下之鬼魂。

⑨ 钟：聚集。下句中“钟”同。长：谓长寿。

⑩ 务：趋向。下句中“务”同。

⑪ 体：瓒本此下有“曰”字。体，性质。

⑫ 否（pǐ 匹）：闭塞。同“痞”。厥：厥逆。

阳始于子前，末于午后[①]；阴始于午后，末于子前[②]。阴阳盛衰，各在其时，更始更末[③]，无有休息[④]，人能从之亦智也[⑤]。《金匮》曰[⑥]：秋首养阳，春首养阴[⑦]。阳勿外闭，阴勿外侵。火出于木[⑧]，水生于金，水火通济[⑨]，上下相寻[⑩]。人能循此，永不湮沉[⑪]。此之谓也[⑫]。

鸣呼！凡愚岂知是理[⑬]？举止失宜，自致其罹[⑭]。外以风寒暑湿，内以饥饱劳役为败[⑮]。欺残正体[⑯]，消亡正神。缚绊其身[⑰]，死生告陈[⑱]。

---

① 阳始于子前，末于午后：谓阳气始盛于仲冬之前，渐止于仲夏之后。子，指仲冬之月，即阴历十一月。午，指仲夏之月，即阴历五月。末，终止。

② 阴始于午后，末于子前：谓阴气始盛于仲夏（阴历五月）之后，渐止于仲冬（阴历十一月）之前。

③ 更（gēng 耕）：交替、轮值。

④ 休息：休止。

⑤ 从：顺应。

⑥ 《金匮》：疑为古医经名。

⑦ 秋首：阴历七月。春首：阴历一月（正月）。

⑧ 出：生。

⑨ 通济：互相协调。通，俱。

⑩ 上下相寻：谓水火既济，心肾交通。上下，此谓心肾。相寻，相连接，此指相交通，互相调济。

⑪ 湮（yān 烟）沉：湮没，死亡。

⑫ 此之谓：说的就是这个道理。此之谓，宾语前置。"此"为"谓"的宾语前置。

⑬ 凡愚：庸碌愚蠢之辈。

⑭ 自致其罹（lí 离）：自己招致病患。致，招致。罹，灾祸，病患。

⑮ 败：伤害。

⑯ 欺残：伤残。

⑰ 缚伴其身：谓疾病缠身。

⑱ 死生告陈：据本书"论脚弱状候不同第四十二"，当作"死无告陈"。死无告陈，谓死了也无处诉冤。陈，告也。

殊不知脉有五死，气有五生[1]。阴家脉重，阳家脉轻[2]。阳病阴脉则不永，阴病阳脉则不成[3]。阳候多语，阴症无声；多语者易济，无声者难荣[4]。阳病则旦静，阴病则夜宁。阴阳运动，得时而行。阳虚则暮乱，阴虚则朝争。朝暮交错，其气厥横[5]。

死生致理[6]，阴阳中明。阴气下而不上曰断络[7]，阳气上而不下曰绝经[8]。阴中之邪曰浊，阳中之邪曰清。火来坎户，水到离扃[9]。阴阳相应，方乃和平。阴不足则济之以水母[10]，阳不足则助

---

① 殊：完全。副词。脉有五死，气有五生：谓平心脉来，累累如连珠，如循琅玕者生；脉来前曲后居，如操带钩者死。平肺脉来，厌厌聂聂，如落榆荚者生；脉来如物之浮，如风吹毛者死。平肝脉来，软弱招招，如揭长竿末梢者生；脉来急益劲，如新张弓弦者死。平脾脉来，和柔相离，如鸡践地者生；脉来锐坚如乌之喙，如鸟之距，如屋之漏，如水之流者死。平肾脉来，喘喘累累如钩，按之而坚者生；脉来发如夺索，辟辟如弹石者死。气有五生，谓春、夏、长夏、秋、冬皆以胃气为本，得胃之冲和滑利和缓之气则生。参见《素问·平人气象论篇第十八》。

② 阴家脉重，阳家脉轻：谓患阴性病者脉沉，宜重取；患阳性病者脉浮，宜轻取。

③ 阳病阴脉二句：谓阳病阴脉，阴病阳脉皆为逆证，难以长久。阳病，指实热病；阴病，指虚寒病。阴脉，指短、涩、沉、迟诸脉；阳脉，指滑、数、长、浮诸脉。不永、不成，皆谓不能长寿。

④ 难荣：难以治愈。荣，繁茂。此谓健康。

⑤ 厥横：逆乱。

⑥ 致理：高明的道理。致，极。

⑦ 阴气下而不上曰断络：阳主络，阴主经。阳在上，阴在下。阴阳升降则经络畅通，阴气下而不上则阳络阻绝，故曰断络。

⑧ 阳气上而不下曰绝经：阳主络，阴主经。阳在上，阴在下。阳气上而不下，则阴经阻绝，故曰绝经。

⑨ 火来坎户，水到离扃（jiōng 炯）：谓水火既济，阴阳和调。坎户，水之门户。坎，八卦之一，☵，属水。离扃，火之门户。离，八卦之一，☲，属火。扃，门户。

⑩ 水母：本指水神。此喻滋阴之药。

之以火精[①]。阴阳济等[②]，各有攀陵[③]。上通三寸[④]，曰阳之神路[⑤]；下通三寸[⑥]，曰阴之鬼程[⑦]。阴常宜损，阳常宜盈。居之中者[⑧]，阴阳匀停。是以阳中之阳，天仙赐号[⑨]；阴中之阴，下鬼持名[⑩]。顺阴者多消灭，顺阳者多长生。逢斯妙趣，无所不灵。

生成论第三[⑪]

阴阳者，天地之枢机[⑫]；五行者，阴阳之终始。非阴阳则不能为天地，非五行则不能为阴阳。故人者，成于天地，败于阴阳也[⑬]，由五行逆从而生焉。

---

① 火精：本指火神。此喻助阳之药。

② 济等：犹齐等，平衡。济，通“齐”。

③ 攀陵：犹攀升。此指升降。

④ 上通三寸：上炼上丹田。上三寸，指上丹田，亦称“泥丸”，位于脑之正中，眉心后去三寸处，气功家炼津之所。

⑤ 阳之神路：阳气往来之道。

⑥ 下通三寸：谓下炼下丹田。下三寸，指下丹田，脐下三寸之处，为气功家炼津之所。

⑦ 阴之鬼程：阴精归聚之道。程，道路。

⑧ 居之中：谓阴阳各得其半。

⑨ 阳中之阳，天仙赐号：谓得阳中之阳，则能长生不老。

⑩ 阴中之阴，下鬼持名：谓得阴中之阴，则得病早亡。

⑪ 生成论：本论主要阐述人之生成，禀于天地阴阳五行，人之血脉脏腑筋骨肌肉，亦与阴阳五行相应，从而说明了人顺应阴阳五行，乃可长生。

⑫ 枢机：关键。

⑬ 成于天地，败于阴阳：意谓人之生命形成于天地造化，而毁伤于阴阳违逆。从之则生，逆之则败。

天地有阴阳五行，人有血脉五脏。五行者，金木水火土也；五脏者，肺肝心肾脾也。金生水，水生木，木生火，火生土，土生金，则生成之道，循环无穷；肺生肾，肾生肝，肝生心，心生脾，脾生肺，上下荣养，无有休息。故《金匮》、《至真要论》云[①]：心生血，血为肉之母[②]；脾生肉，肉为血之舍[③]；肺属气，气为骨之基[④]；肾应骨，骨为筋之本[⑤]；肝系筋，筋为血之源[⑥]。五脏五行，相成相生，昼夜流转，无有始终。从之则吉，逆之则凶。

天地阴阳五行之道，中含于人[⑦]。人得者，可以出阴阳之数[⑧]，夺天地之机[⑨]，悦五行之要[⑩]，无终无始，神仙不死矣[⑪]！

---

① 《金匮》、《至真要论》：古医经名，今无考。

② 心生血，血为肉之母：谓心之精气化生血液，血液又充养肌肉。

③ 肉为血之舍：依上下文例，疑当作“肉为气之舍”。意谓脾主气，又生肉，故肌肉腠理是卫气循行之所。

④ 肺属气，气为骨之基：意谓肺主气，又生肾，肾又主骨，故骨气为骨骼充养之本。

⑤ 肾应骨，骨为筋之本：意谓肾主骨，又生肝，肝又主筋，故骨为筋之根本。

⑥ 肝系筋，筋为血之源：意谓肝主筋，又生心，心又主血，故筋为血之根源。

⑦ 含：徐本、医统本并作“舍”，义亦通。含，谓居处。

⑧ 出阴阳之数：谓可完全把握阴阳变化的规律。出，超出。此指完全把握，无所滞碍。数，变化的规律。

⑨ 夺天地之机：谓可掌握天地变化的枢机、关键。夺，取得，把握。机，枢机、关键。

⑩ 悦五行之要：谓喜悦顺从五行变化的规律。悦，悦服，喜悦而服从、顺从。《尔雅·释诂》：“悦，服也。”郭璞注：“皆谓喜而服从。”要，枢要，关键。

⑪ 神仙不死：成仙不死。

阳厥论第四[①]

骤风暴热，云物飞飏[②]。晨晦暮晴[③]，夜炎昼冷[④]。应寒不寒，当雨不雨。水竭土坏，时岁大旱[⑤]。草木枯悴，江河乏涸[⑥]。此天地之阳厥也。

暴壅塞，忽喘促，四肢不收，二腑不利[⑦]，耳聋目盲，咽干口焦，舌生疮[⑧]，鼻流清涕，颊赤心烦，头昏脑重，双睛似火，一身如烧[⑨]，素不能者乍能[⑩]，素不欲者乍欲，登高歌笑，弃衣奔走，狂言妄语，不辨亲疏，发躁无度，饮水不休，胸膈膨胀，腹与胁满闷，背疽肉烂，烦溃消中[⑪]，食不入胃，水不穿肠，骤肿暴满，叫呼昏冒[⑫]，不省人事，疼痛不知去处[⑬]，此人之阳厥也。阳厥之脉，举按有力者生，绝者死。

---

① 阳厥论．本篇首先论述天地阳厥时的种种征象；接着论述了人体阳厥时的种种症候；最后说明判断此证候之生死，主要根据脉象有力与否。厥，逆乱。

② 飏（yáng 扬）：飞扬。《说文》：“风所飞扬也。”

③ 晦：阴阳不明。

④ 炎：热。

⑤ 时岁：一年四季。时，指四时、四季。

⑥ 乏涸（hé 合）：水流短少干涸。涸，干枯。

⑦ 二腑：大肠、小肠。此指大、小便。

⑧ 舌：徐本此上有“唇”字。据上下文例，当是。

⑨ 一身：全身。

⑩ 素：平素。乍：忽然。

⑪ 烦溃：烦闷昏乱。溃，通“愦”。乱也。消中：胃脘烧灼。

⑫ 昏冒：昏眩。

⑬ 不知去处：谓不知痛在何处。

阴厥论第五[1]

飞霜走雹，朝昏暮霭[2]。云雨飘飖，风露寒冷。当热不热，未寒而寒。时气霖霪[3]，泉生田野。山摧地裂，土坏河溢，月晦日昏。此天地之阴厥也。

暴哑卒寒[4]，一身拘急，四肢拳挛[5]，唇青面黑，目直口噤，心腹满痛，头颔摇鼓[6]，腰脚沉重，语言蹇涩[7]，上吐下泻，左右不仁[8]，大小便活[9]，吞吐酸渌[10]，悲忧惨戚[11]，喜怒无常者，此人之阴厥也。阴厥之脉，举指弱[12]，按指大者生，举按俱绝者死。一身悉冷，额汗自出者亦死。阴厥之病，过三日勿治。

---

① 阴厥论：本篇首论自然界阴厥之种种征象；次论人体阴厥之种种症候；最后论阴厥证之生死判断要诀。

② 霭（ǎi 矮）：云雾。

③ 时气：四季的气候。霖霪：久雨。《尔雅·释天》："久雨谓之淫，淫谓之霖。"

④ 卒：通"猝"，突然。

⑤ 拳挛：蜷曲拘急。

⑥ 头颔（hàn 汗）摇鼓：即头摇颔鼓。指头部颤摇，牙齿相击。形容极度寒冷的样子。颔，下巴。鼓，击。

⑦ 蹇（jiǎn 简）涩：迟钝，不流利。

⑧ 不仁：麻木。

⑨ 大小便活：指大小便失禁。活，滑利。

⑩ 渌（lù 陆）：清水。

⑪ 戚：忧伤。

⑫ 举指弱：谓轻按脉弱。

阴阳否格论第六①

阳气上而不下曰否，阴气下而不上亦曰否。阳气下而不上曰格，阴气上而不下亦曰格。否格者，谓阴阳不相从也。

阳奔于上则燔脾肺②，生其疸也③，其色黄赤，皆起于阳极也④。阴走于下则冰肾肝，生其厥也，其色青黑，皆发于阴极也。疸为黄疸也，厥为寒厥也，由阴阳否格不通而生焉。阳燔则治以水，阴厥则助以火，乃阴阳相济之道耳。

寒热论第七⑤

人之寒热往来者，其病何也？此乃阴阳相胜也。阳不足则先寒后热，阴不足则先热后寒。又上盛则发热⑥，下盛则发寒⑦。皮

---

① 阴阳否（pǐ 匹）格论：本篇统论阴阳失调之病机。否，同“痞”，指闭塞不通。格，指阻隔、断绝。

② 燔（fán 凡）：烧灼。

③ 生其疸：疸，医统本作“疸”，当是。下两“疸”字同。古二者由形近常致误。生其，似当作“其生”。

④ 极：盛。

⑤ 寒热论：本篇统论人体寒热病证的病因、病机及具体症状，指明了寒热病的辨治总则。

⑥ 上盛则发热：谓阳气盛于上则发热。

⑦ 下盛则发寒：谓阴气盛于下则畏寒。

寒而燥者阳不足，皮热而燥者阴不足，皮寒而寒者阴盛也[①]，皮热而热者阳盛也[②]。

发热于下[③]，则阴中之阳邪也；发热于上，则阳中之阳邪也。寒起于上，则阳中之阴邪也；寒起于下，则阴中之阴邪也。寒而颊赤多言者[④]，阳中之阴邪也。热而面青多言者，阴中之阳邪也；寒而面青多言者，阴中之阴邪也。若不言者，不可治也。阴中之阴中者[⑤]，一生九死；阳中之阳中者[⑥]，九生一死。阴病难治，阳病易医。诊其脉候，数在上[⑦]，则阳中之阳也；数在下[⑧]，则阴中之阳也。迟在上，则阳中之阴也；迟在下，则阴中之阴也。数在中[⑨]，则中热；迟在中，则中寒。寒用热取，热以寒攻。逆顺之法，从乎天地，本乎阴阳也。

天地者，人之父母也；阴阳者，人之根本也。末有不从天地阴阳者也[⑩]。从者生，逆者死。寒之又寒、热之又热者生[⑪]。《金匮大要论》云[⑫]：夜发寒者从，夜发热者逆。昼发热者从，昼发

① 皮寒而寒：谓不但皮肤寒冷，且由内至外感觉寒冷。

② 皮热而热：谓不但皮肤热，且由内至外感觉热。

③ 发热：瓒本作“热发”，义长。下一“发热”同。

④ 寒而颊赤多言者：据上下文例，此句上疑脱“热而颊赤多言者阳中之阳邪也”十三字。

⑤ 阴中之阴中（zhòng 重）者：谓阴中之阴受到伤害的病人。第二个中，音 zhòng，伤害。

⑥ 阳中之阳中（zhòng 重）者：谓阳中之阳受到伤害的病人。

⑦ 上：指寸口脉。

⑧ 下：指尺部脉。

⑨ 中：指关部脉。

⑩ 末有：没有。“末”，医统本作“未”，形近而误。

⑪ “寒之又寒”：其下似应补“者死”二字。

⑫ 《金匮大要论》：古医经名，今无考。

寒者逆。从逆之兆，亦在乎审明[①]。

虚实大要论第八[②]

病有脏虚脏实，腑虚腑实，上虚上实，下虚下实，状各不同，宜深消息[③]。

肠鸣气走，足冷手寒，食不入胃，吐逆无时，皮毛憔悴，肌肉皱皴[④]，耳目昏塞[⑤]，语声破散[⑥]，行步喘促，精神不收[⑦]，此五脏之虚也。诊其脉，举指而活[⑧]，按之而微，看在何部，以断其脏也[⑨]。又，按之沉、小、弱、微、短、涩、软、濡，俱为脏虚也。虚则补益，治之常情耳[⑩]。饮食过多，大小便难，胸膈满闷，肢节疼痛，身体沉重，头目昏眩，唇肿胀[⑪]，咽喉闭塞，肠中气急，皮肉不仁，暴生喘乏，偶作寒热，疮疽并起，悲喜时

---

① 审明：明察详审。

② 虚实大要论：本篇主要论述脏虚脏实、腑虚腑实、上虚上实、下虚下实的证候表现，指明了辨治虚实证的基本大法。虚，指正气虚弱；实，指邪气炽盛。

③ 消息：消，本指减少；息，本指增长。消息，此为斟酌之意。

④ 皴（cūn 村）：皮肤因受冻而干裂。

⑤ 昏塞：遮蔽充塞。

⑥ 破散：嘶哑。

⑦ 精神不收：指精神衰败。

⑧ 举指而活：谓轻按脉象滑利。活，滑利。

⑨ 断：判断。

⑩ 常情：犹常理。

⑪ 唇肿胀：徐本“唇”下有“舌”字。

来[1]，或自痿弱，或自高强[2]，气不舒畅，血不流通，此脏之实也。诊其脉，举按俱盛者，实也。又，长、浮、数、疾、洪、紧、弦、大，俱曰实也。看在何经，而断其脏也。

头疼目赤，皮热骨寒，手足舒缓，血气壅塞，丹瘤更生[3]，咽喉肿痛，轻按之痛，重按之快，食饮如故[4]，曰腑实也。诊其脉，浮而实大者是也。皮肤搔痒，肌肉䐜胀，食饮不化，大便滑而不止。诊其脉，轻手按之得滑，重手按之得平，此乃腑虚也。看在何经，而正其时也[5]。

胸膈痞满，头目碎痛[6]，饮食不下，脑项昏重，咽喉不利，涕唾稠黏[7]。诊其脉，左右寸口沉结实大者，上实也。颊赤心忪[8]，举动颤慄，语声嘶嗄[9]，唇焦口干，喘乏无力，面少颜色，颐颔肿满。诊其左右寸脉弱而微者，上虚也。

大小便难，饮食如故，腰脚沉重，脐腹疼痛。诊其左右手脉，尺中脉伏而涩者，下实也。大小便难，饮食进退[10]，腰脚沉重，如坐水中，行步艰难，气上奔冲，梦寐危险[11]，诊其左右尺中脉

---

① 时：常。

② 或自高强：或者自觉强盛。

③ 丹：《华佗神医秘传》作“疸”，可参。

④ 如故：如常。

⑤ 正：确定、判断。时：徐本眉批云：“时当作腑。”当是。

⑥ 碎痛：痛如撕裂。

⑦ 黏：“粘”的异体字。

⑧ 忪（zhōng 中）：惊惧、怔忡。

⑨ 嘶嗄（shà 霎）：嘶哑。

⑩ 饮食进退：谓饮食减少。进退，偏义复词，偏于“退”。

⑪ 梦寐危险：谓梦危险之事。

滑而涩者[①]，下虚也。病人脉微、涩、短、小，俱属下虚也。

上下不宁论第九[②]

脾病者，上下不宁。何谓也？脾上有心之母，下有肺之子。心者，血也，属阴；肺者，气也，属阳。脾病则上母不宁，母不宁则为阴不足也。阴不足，则发热。又脾病则下子不宁，子不宁则为阳不足也。阳不足，则发寒。脾病则血气俱不宁，血气不宁，则寒热往来，无有休息，故脾如疟也[③]。

谓脾者[④]，土也；心者，火也；肺者，金也。火生土，土生金，故曰上有心母，下有肺子，脾居其中，病则如斯耳。他脏上下，皆法于此也。

脉要论第十[⑤]

脉者，乃气血之先也[⑥]。气血盛则脉盛，气血衰则脉衰；气

① 脉滑而涩：医统本注："滑涩不兼见，当有误。"可参。

② 上下不宁论：本篇运用五行生克之理，探讨了一脏之病对上之母脏、下之子脏的疾病传变机理。上，指母脏；下，指子脏。

③ 脾如疟：疑当作"脾病如疟"，"脾"下脱"病"字。医统本、周本均注云："脾如当作如脾"。又徐本、宽保本均注云："脾当作病"。可参。

④ 谓：通"为"，因为。与下文"故"构成因果复句。

⑤ 脉要论：本篇总论诊脉要旨。首论气血盛衰与脉象之关系；次论各种脉象与临床上各种病证之关系。脉，脉象；要，要旨。

⑥ 先：先导、先兆。

血热则脉数，气血寒则脉迟；气血微则脉弱，气血平则脉缓。又长人脉长，短人脉短；赵写本起性急则脉急。性急则脉急，性缓则脉缓。反此者逆，顺此者从也。

又诸数为热，诸迟为寒，诸紧为痛，诸浮为风，诸滑为虚，诸伏为聚，诸长为实，诸短为虚。又短、涩、沉、迟、伏，皆属阴；数、滑、长、浮、紧，皆属阳。阴得阴者从①，阳得阳者顺，违之者逆。

阴阳消息②，以经而处之③，假令数在左手④，得之浮者，热入小肠；得之沉者，热入于心。余皆做此⑤。

五色一作绝脉论第十一⑥

面青，无右关脉者，脾绝也；面赤，无右寸脉者，肺绝也；面白，无左关脉者，肝绝也；面黄，无左尺脉者，肾绝也；面黑，无左寸脉者，心绝也。五绝者死。

---

① 阴得阴：指阴病得阴脉。

② 消息：消长。

③ 以经而处之：按经脉来确定它。

④ 手：日本宽保本、徐本皆作“寸”，可参。

⑤ 做：“仿”的异体字。

⑥ 五色脉论：本篇论述根据五色、五脉判定生死的基本方法。五色，指青、赤、白、黄、黑五种面色。五脉，此指五脏绝脉，即无右关、无右寸、无左关、无左尺、无左寸。一作绝：赵本原注。

夫五绝当时即死①，非其时则半岁死②。然五色虽见，而五脉不见③，即非病者矣④。以下赵写本缺。

脉病外内证决论第十二⑤

病风人，脉肾⑥、数、浮、沉，有汗出不止⑦，呼吸有声者死；不然则生。病气人，一身悉肿，四肢不收⑧，喘无时，厥逆不湿⑨，脉候沉小者死；浮大者生。病劳人，脱肛，骨肉相失⑩，声散，呕血，阳事不禁，梦寐交侵⑪，呼吸不相从⑫，昼凉夜热者死；吐脓血者亦死；其脉不数，有根蒂者，及颊不赤者生。病肠澼者⑬，下脓血，病人脉急，皮热，食不入，腹胀目瞪者死；或

---

① 当时即死：指脉绝，又适逢其“所不胜”之时令则难治。如病在脾，面青，无右关脉，此为脉绝。脾应长夏，属土。若适逢脾脉绝在春，春木为脾土不胜之时令，则死。参见《素问·藏气法时论》。

② 非其时，谓虽脉绝，但不当“所不胜”之时令。

③ 五脉：此指五脏绝脉。

④ 病：日本宽保本作“死”。

⑤ 脉病外内证决论：本篇主要论述了风、气、劳、肠澼、热、寒、阳病、久（疑当为阴）病诸病证之脉象及内外症状表现，指出了根据各自脉证辨别生死的基本方法。脉病外内证决，即根据病之内外症状及脉象决断生死。

⑥ 肾：“紧”，形近之讹。瓒本、宽保本、医统本作“紧”。

⑦ 有：通“又”。

⑧ 四肢不收：四肢弛缓不用。

⑨ 湿：当作“温”，形近之讹。瓒本作“温”。

⑩ 骨肉相失：形容非常瘦削。

⑪ 阳事不禁，梦寐交侵：谓遗精、滑精不止，有梦无梦，交相滑泄。

⑫ 呼吸不相从：呼吸不相随行，指气短。

⑬ 肠澼（pì 辟）：指便下脓血，如痢疾。

一身厥冷，脉沉细而不生者亦死[1]；食如故，脉沉浮有力而不绝者生。病热人，四肢厥，脉弱，不欲见人，食不入，利下不止者死[2]；食入，四肢温，脉大，语狂，无睡者生。病寒人，狂言不寐，身冷，脉数，喘息，目直者死；脉有力而不喘者生。

阳病人，此篇精神颠倒已上赵写本亦缺。精神颠倒，寐而不惺[3]，言语失次，脉候浮沉有力者生；无力及食不入胃，下利不定者死[4]；久病人[5]，脉大身瘦，食不充肠，言如不病，坐卧困顿者死[6]；若饮食进退[7]，脉小而有力，言语轻嘶，额无黑气，大便结涩者生。

大凡阳病阴证，阴病阳证，身瘦脉大，肥人脉衰，上下交变，阴阳颠倒，冷热相乘[8]，皆属不吉。从者生，逆者死。治疗之法，宜深消息。

---

① 生：疑当为“出”，形近之讹。《素问·痿论》：“必下脓血，上则迫胃脘生鬲。”王冰注：“生当为出，传文误也。”

② 利：通“痢”。

③ 惺（xīng 星）：醒。《五灯会元·东林颜禅师》：“一声寒雁叫，唤起未惺人。”

④ 不定：不止。

⑤ 久病人：“久”疑为“阴”字之误。“阴病人”，与上文“阳病人”对举。

⑥ 困顿：劳累困乏。

⑦ 饮食进退：指饮食减少。进退，偏义复词，义偏于“退”。

⑧ 冷热相乘：犹言寒热交加。乘，加。

生死要论第十三[①]

凡不病而五行绝者死[②]，不病而性变者死[③]，不病而暴语妄者死，不病而暴不语者死，不病而暴喘促者死，不病而暴强厥一作中[④]。者死，不病而暴目盲者死，不病而暴耳聋者死，不病而暴痿缓者死[⑤]，不病而暴肿满者死，不病而暴大小便结者死，不病而暴无脉者死，不病而暴昏冒如醉者死[⑥]。

此皆内气先尽一作绝故也[⑦]。逆者即死，顺者二年，无有生者也。

---

① 生死要论：本篇主要论述无明显病状而突然死亡的各种证候，揭示不病暴死的根本原因乃脏腑之气已先绝于内。

② 五行绝：指五行相应之五脏心、肝、脾、肺、肾气绝。一说，五行绝指面现五种当死之色，即肝（木）色青、心（火）色赤、脾（土）色黄、肺（金）色白、肾（水）色黑。

③ 性变：指脾气、秉性改变。

④ 一作中：三字为赵孟頫手抄本注文。下文“一作绝”同此。

⑤ 痿缓：谓四肢痿废不用。

⑥ 昏冒：昏厥。

⑦ 一作绝：赵本原注。

病有灾怪论第十四①

病有灾怪，何谓也？病者应寒而反热，应热而反寒，应吐而不吐，应泻而不泻，应汗而不汗，应语而不语，应寐而不寐，应水而不水②，皆属灾怪也。

此乃五脏之气不相随从而致之矣③。四逆者不治。四逆者，谓主客运气俱不得时也④。

水法有六论第十五⑤

病起于六腑者，阳之系也。阳之发也，或上或下，或内或外，或畜在中⑥。行之极也⑦，有能歌笑者，有能悲泣者，有能奔走者，有能呻吟者，有自委曲者⑧，有自高贤者，有寐而不寤者，

① 病有灾怪论：本篇主要论述各种病证的反常现象。灾怪，怪异、异常。怪，“怪”的异体字。

② 水：此指小便。一谓指饮水。

③ 不相随从：指互相不协调。

④ 主客运气俱不得时：指运气中之主气、客气与时令不相符合。《素问·五运行大论》云：“从其气则和，违其气则病，不当其位者病，迭移其位者病，失守其位者危。”

⑤ 水法有六论：本篇论对起自六腑之阳盛病施以滋阴之法。水法，指滋阴之法。

⑥ 畜：同“蓄”，蓄积。

⑦ 行之极：谓发展至极。

⑧ 自委曲：自觉卑下。

有痳而不痞者，有能食而不便利者[①]，有不能食而便自利者，有能言而声清者，有不能言而声昧者。状各不同，皆生六腑也。

喜其通者，因以通之；喜其塞者，因以塞之；喜其水者[②]，以水济之；喜其冰者，以冰助之。病者之乐，孝宗庙讳勿违背[③]，亦不可强抑之也。如此从顺，则十生其十，百生其百，疾无不愈矣！

火法有五论第十六[④]

病起于五脏者，皆阴之属也[⑤]。其发也，或偏枯，或痿躄[⑥]，或外寒而内热，或外热而内寒，或心腹膨胀，或手足拳挛，或口眼不正，或皮肤不仁，或行步艰难，或身体强硬，或吐泻不息，或疼痛不宁，或暴无语，或久无音，绵绵默默[⑦]，状若死人。如斯之候，备出于阴[⑧]。

阴之盛也，阳必不足；阳之盛也，阴必不盈。故前论云：阳不足则助之以火精，阴不足则济之以水母者是也。故喜其汗者汗

---

① 便利：指大小便。

② 喜其水者：喜欢饮水的人。

③ 孝宗庙讳：赵孟頫手抄本注文。按：孝宗名昚（shèng 剩），昚，古“慎”字。孝宗庙讳，指空缺“慎”字。慎，此表示告诫，意为“千万”。

④ 火法有五论：本篇论对起自五脏之阴盛病证施以温阳之法。火法，即发汗、温热、火灸等温阳之法。

⑤ 之：赵本此下有“所”字。

⑥ 痿躄（bì 必）：痿废不用。躄，瘸而难行。

⑦ 绵绵默默：形容虚弱无力，安静无声。

⑧ 备：全都。

之，喜其温者温之，喜其热者热之，喜其火者火之，喜其汤者汤之。温热汤火[①]，亦在其宜，孝宗庙讳勿强之[②]。如是，则万全其万。

水火之法，真阴阳也[③]。治救之道，当详明矣！

风中有五生死论第十七[④]

风中有五者，谓肝、心、脾、肺、肾也。五脏之中，其言生死，状各不同。

心风之状一作候：汗自出而好偃[⑤]，仰卧不可转则[⑥]，言语狂妄。若唇正赤者生，宜于心俞灸之；若唇面或青或黄，或白或黑，其色不定，眼瞤动不休者[⑦]，心绝也，不可救，过五六日即死耳。

肝风之状：青色围目连额上，但坐不得倨偻者可治[⑧]；若喘而目直视，唇面俱青者死。肝风宜于肝俞灸之。

脾风状[⑨]：一身通黄，腹大而满，不嗜食，四肢不收持。若手足未青而面黄者可治，不然即死。脾风宜于脾俞灸之。

---

① 温：宽保本此上有“汗”字。

② 孝宗庙讳：赵孟頫手抄本注文。

③ 水火之法，真阴阳也：谓水火之法为济阴助阳之真正大法。

④ 风中（zhòng 重）有五生死论：本篇论述风邪中于五脏所产生的五种风病的症状、脉候，指明了风病的成因及治法。风，风邪；中，侵袭。

⑤ 一作候：赵孟頫注。偃（yǎn 演）：仰卧。

⑥ 仰：与上“偃”字义重，皆指仰卧，疑为注文误入正文。则：赵本作“侧”。是。

⑦ 瞤（shùn 顺）：眼皮跳动。

⑧ 倨偻（jù lǚ 句吕）：弯腰曲背。

⑨ 状：据瓒本、宽保本及上下文例，当在此字之前补“之”字。

肾风之状：但踞坐[1]，而腰脚重痛也。视其胁下，未生黄点者可治，不然即死矣。肾风宜灸肾俞穴也。

肺风之状：胸中气满，冒昧[2]，汗出，鼻不闻香臭，喘而不得卧者可治；若失血及妄语者不可治，七八日死。肺风宜于肺俞灸之。

凡诊其脉，滑而散者风也。缓而大，浮而紧一作虚[3]，软而弱，皆属风也。

中风之病，鼻下赤黑相兼，吐沫而身直者，七日死也。

又中风之病，口噤筋急，脉迟者生，脉急而数者死。

又，心脾俱中风，则舌强不能言也；肝肾俱中风，则手足不遂也。

风之厥[4]，皆由于四时不从之气，故为病焉。有瘾瘮者，有偏枯者，有失音者，有历节者，有癫厥者[5]，有疼痛者，有聋瞽者[6]，有疮癞者[7]，有胀满者，有喘乏者，有赤白者[8]，有青黑者，有瘙痒者，有狂妄者，皆起于风也。

其脉浮虚者，自虚而得之；实大者，自实而得之；弦紧者，汗出而得之；喘乏者，饮酒而得之；癫厥者，自劳而得之；手足

---

① 踞（jù 句）：蹲坐。

② 冒昧：指头晕目眩。

③ 一作虚：赵孟頫注。

④ 风之厥：风邪之厥逆。

⑤ 癫厥：颠仆晕厥。

⑥ 瞽（gǔ 古）：瞎眼。

⑦ 疮癞：疮疡类恶疾。

⑧ 赤白：指病人眼下及鼻部人中左右所现之赤白色。下之青黑，亦当指此处之青黑色。

不中者[1]，言语蹇涩者，房中而得之；瘾瘮者，自痹一作卑湿而得之[2]；历节疼痛者，因醉犯房而得之；聋瞽疮癞者，自五味饮食冒犯禁忌而得之。千端万状，莫离于五脏六腑而生矣。所使之候，配以此耳！

积聚癥瘕杂虫论第十八[3]

积聚癥瘕杂虫者，皆五脏六腑真气失而邪气并，遂乃生焉。

久之不除也，或积或聚，或癥或瘕，或变为虫，其状各异。有能害人者，有不能害人者，有为病缓者，有为病速者，有疼者，有痒者，有生头足者，有如杯块者[4]，势类不同。盖因内外相感，真邪相犯，气血熏抟[5]，交合而成也。

积者系于脏也，聚者系于腑也，癥者系于气也，瘕者系于血也[6]，虫者乃血气食物相感而化也。

故积有五，聚有六，癥有十二，瘕有八，虫有九，其名各不同也。积有心、肝、脾、肺、肾也[7]；聚有大肠、小肠、胆、胃、膀胱、三焦之六名也；癥有劳、气、冷、热、虚、实、风、湿、

---

① 中：赵孟頫本作“中”。宽保本及本篇“心脾俱中风……则手足不遂”俱作“遂”。

② 痹：赵孟頫手抄本注“一作卑”。当是。

③ 积聚癥瘕杂虫论：本篇总论积聚、癥瘕、杂虫病之病因、病机、及其类别。

④ 杯块：小包块。赵本作“抔”。抔，指手捧。

⑤ 抟（tuán）：结聚。

⑥ 癥者系于气也，瘕者系于血也：气、血二字似宜互倒。

⑦ 肾：日本宽保本下有“之五名”。依上下文例当是。

食、药、思、忧之十二名也；瘕有青、黄、燥、血、脂、狐、蛇、鳖之八名也；虫有伏、蛇、白、肉、肺、胃、赤、弱、蛲之九名也[1]。

为病之说，出于诸论；治疗之法，皆具于后[2]。

劳伤论第十九[3]

劳者，劳于神气也；伤者，伤于形容也。

饥饱无度则伤脾，思虑过度则伤心，色欲过度则伤肾，起居过常则伤肝[4]，喜怒悲愁过度则伤肺。

又，风寒暑湿则伤于外，饥饱劳役则败于内。昼感之则病荣[5]，夜感之则病卫。荣卫经行，内外交运[6]，而各从其昼夜也[7]。

劳于一[8]，一起为二，二传于三，三通于四，四干于五，五

---

① 蛇：医统本作"疣"。按"疣"当作"蚘"，指蛔虫。

② 具：陈述。

③ 劳伤论：本篇统论劳伤之成因、表现之症候，及预防之大法。劳，指费心费力，过度疲劳；伤，指脏腑气血形容之损伤。

④ 常：据日本宽保本及上下文例，当作"度"。

⑤ 昼感之则病荣，夜感之则病卫：疑"荣"、"卫"二字误倒。荣：通"营"，营气。

⑥ 荣卫经行，内外交运：谓营血卫气循经脉而行，营行脉中，卫行脉外，内外交相运行。《灵枢·营卫生会》云："清者为营，浊者为卫。营行脉中，卫行脉外，营周不休，五十而复大会。阴阳相贯，如环无端。"

⑦ 各从其昼夜：谓营卫之气各依从其起止常度分昼夜运行。

⑧ 劳：赵本、医统本、宽保本此上有"始"字。

复犯一[①]。一至于五，邪乃深藏，真气自失，使人肌肉消，神气弱，饮食减，行步艰难。及其如此[②]，虽司命亦不能生也。

故调神气论曰[③]：调神气，孝宗庙讳酒色[④]，节起居，省思虑[⑤]，薄滋味者，长生之大端耳。

诊其脉，甚数一作数甚，余下仿此[⑥]，甚急，甚细，甚弱，甚微，甚湿，甚滑，甚短，甚长，甚浮，甚沉，甚紧，甚弦，甚洪，甚实，皆生于劳伤。

传尸论第二十[⑦]

传尸者，非一门相染而成也。人之血气衰弱，脏腑虚羸，中于鬼气[⑧]，因感其邪，遂成其疾也。

其候：或咳嗽不已，或胸膈妨闷[⑨]，或肢体疼痛，或肌肤消瘦，或饮食不入，或吐利不定[⑩]，或吐脓血，或嗜水浆，或好歌

---

① 劳于一，一起于二……五复犯一：此指五脏患病按五行相传的次序。其中一、二、非专指某一脏。若肝为一，则肺为五。若病不愈，继复犯肝。余皆仿此。

② 及：到。

③ 《调神气论》：《内经》及本书无此篇目。调，赵本作“谓”，误。

④ 孝宗庙讳：赵孟頫手抄本原注。

⑤ 省：减少。

⑥ 一作数甚，余下仿此：赵本原注。

⑦ 传尸论：本篇主要论述传尸病的成因及其证候表现。传尸，即“肺痨病”。

⑧ 中于鬼气：被鬼气所侵袭。于，被。

⑨ 已：医统本、日本宽保本并作“止”。妨：宽保本作“胀”，义长。

⑩ 利：通“痢”，泻泄。

詠[①]，或爱悲愁，或癫风一作狂[②]。发歇，或便溺艰难。

或因酒食而遇，或因风雨而来，或问病弔丧而得[③]，或朝走暮游而逢，或因气聚，或因血行，或露卧于田野，或偶会于园林。钟此病死之气[④]，染而为疾，故曰传尸也。治疗之方，备于篇末[⑤]。

论五脏六腑虚实寒热生死逆顺之法第二十一[⑥]

夫人有五脏六腑，虚、实、寒、热、生、死、逆、顺，皆见于形证脉气[⑦]。若非诊察，无由识也。

虚则补之，实则泻之，寒则温之，热则凉之，不虚不实，以经调之[⑧]，此乃良医之大法也。其于脉证，具如篇末[⑨]。

---

① 詠："咏"的异体字，唱。

② 一作狂：赵注。

③ 弔："吊"的异体字，吊唁。

④ 钟：适逢。

⑤ 备：详备。

⑥ 论五脏六腑虚实寒热生死逆顺之法：本篇为后十一篇论五脏六腑虚实寒热生死顺逆脉证之总论。

⑦ 见（xiàn 线）：同"现"，显现。

⑧ 以经调之：谓从各脏腑所属之本经取治，调之使平。

⑨ 如：犹"于"，在。

论肝脏虚实寒热生死逆顺脉证之法第二十二[①]

肝者，与胆为表里，足厥阴少阳是其经也。王于春[②]，春乃万物之始生，其气嫩而软，虚而宽，故其脉弦。软不可发汗，弱则不可下。弦长曰平[③]，反此曰病。

脉虚而弦[④]，是谓太过，病在外。太过则令人善忘，忽忽眩冒[⑤]。实而微[⑥]，是谓不及，病在内。不及则令人胸痛，引两胁胀满。

大凡肝实则引两胁下痛引小腹，令人本无此五字喜怒[⑦]；虚则如人将捕之；其气逆，则头痛，耳聋，颊赤一作肿[⑧]。其脉沉之而急[⑨]，浮之亦然[⑩]，主胁肋一作支满[⑪]，小便难，头痛，目眩。其

---

① 论肝脏虚实寒热生死逆顺脉证之法：本篇主要论肝脏病之证候、脉候，及决死生逆顺之法。

② 王（wàng 旺）：通“旺”，兴盛。

③ 弦长曰平：谓弦长之脉为肝之常脉。《素问·平人气象论》：“平肝脉来，耎弱招招，如揭长竿末梢，曰肝平。”

④ 虚：据周本当作“实”，与下文“实而微”之“实”字误倒。

⑤ 善忘：《素问·气交变大论》林校引作“善怒”。忽忽：迷迷糊糊。

⑥ 实：据周本当作“虚”。

⑦ 本无此五字：赵本原注。

⑧ 一作肿：赵本原注。《素问·脏气法时论》作“颊肿”。

⑨ 沉之而急：谓重按其脉脉象急促。

⑩ 浮之：谓轻取其脉。

⑪ 一作支：赵本原注。

脉急甚，恶言[①]；微急，气在胸胁下；缓甚，呕逆；微缓，水痹[②]；大急，内痈吐血；微大，筋痹[③]；小甚，多饮；微大本作小[④]，消瘅本作痹[⑤]；滑甚，颓疝；微滑，遗溺；涩甚，流饮[⑥]；微涩，疭挛变也[⑦]本无此二字[⑧]。

又，肝之积气在胁，久不[⑨]，发为咳逆，或为痎疟也。虚则梦花草茸茸[⑩]，实则梦山林茂盛。肝之病，旦喜一作慧[⑪]，晚甚，夜静。肝病则头痛，胁痛本无此二字[⑫]，目眩，肢满[⑬]，囊缩，小便不通一作利[⑭]，十日死。又身热恶寒，四肢不举，其脉当弦长而急，反短而涩，乃金克木也，十死不治。

又，肝中寒，则两臂痛不能举，舌本燥，多太息[⑮]，胸中痛，不能转侧，其脉左关上迟而涩者，是也。

肝中热，则喘满而多怒，目疼，腹胀满，不嗜食，所作不定，睡中惊悸，眼赤视不明，其脉左关阴实者，是也。

---

① 恶（wù 务）言：厌恶言语。一作“妄言”。
② 水痹：指水邪停滞闭阻而水道不通。
③ 筋痹：指筋脉拘挛，关节疼痛，不能行走的病症。
④ 本作小：赵本注。
⑤ 本作痹：赵本注。
⑥ 流饮：饮水过多，水流走于肠胃之间，漉漉有声。
⑦ 疭（zòng 纵）挛：谓筋脉瘛疭拘挛。
⑧ 本无此二字：赵本注。
⑨ 久不：据医统本、宽保本下有“去”字。
⑩ 茸茸（róng 荣）：柔细浓密貌。
⑪ 一作慧：赵本注。慧，精爽。
⑫ 本无此二字：赵本注。
⑬ 肢：疑当作“腹”。
⑭ 一作利：赵本注。
⑮ 太息：长叹。

肝虚冷，则胁下坚痛、目盲、臂痛、发寒热如疟状，不欲食，妇人月水不来而气急，其脉左关上沉而弱者，是也。

论胆虚实寒热生死逆顺脉证之法第二十三[①]

胆者，中正之腑也[②]，号曰将军，决断出焉，言能喜怒刚柔也。与肝为表里，足少阳是其经也。

虚则伤寒，寒则恐畏，头眩不能独卧；实则伤热，热则惊悸，精神不守，卧起不宁。

又，玄水发[③]，则其根在于胆，先从头面起，肿至足也。

又，肝咳久不已，则传邪入于胆，呕清苦汁也。

又，胆病则喜太息，口苦，呕清汁一作宿汁[④]，心中澹澹恐[⑤]，如人将捕之，咽中介介然数唾[⑥]。

又，胆胀则舌一作胁[⑦]，下痛，口苦，太息也。邪气客于胆[⑧]，

---

① 论胆虚实寒热生死逆顺脉证之法：本篇主要论述胆腑病之脉象、证候，及决死生、逆顺之法。

② 中正：刚正果决。

③ 玄水：指病发于胆之水肿。参阅本书第四十三篇。《诸病源候论》卷二十《十水候》作“悬水”。

④ 一作宿汁：赵本注。

⑤ 澹澹（dàn 淡）：本指水荡漾，此指不安貌。

⑥ 介介然：气不畅貌。《素问·咳论》：“心咳之状，咳则心痛，喉中介介如梗状。”杨上善注：“介介，喉中气如梗也。”介，通“芥”，梗芥之物。

⑦ 一作胁：赵本注。

⑧ 客：侵袭。

则梦斗讼[①]。其脉诊在左手关上，浮而得之者，是其部也。

胆实热，则精神不守。又胆热，则多睡。胆冷，则无眠。

又，左关上脉，阳微者，胆虚也；阳数者，胆实也；阳虚者，胆绝也。

论心脏虚实寒热生死逆顺脉证之法第二十四[②]

心者，五脏之尊号，帝王之称也。与小肠为表里，神之所舍。又主于血，属于火，王于夏，手少阴是其经也。

凡夏脉钩，来盛去衰，故曰钩。反此者病。来盛去亦盛，此为太过，病在外；来衰去盛，此为不及，病在内。太过则令人身热而骨痛，口疮，舌焦，引水；不及则令人烦躁一作心[③]，上为咳唾，下为气泄。其脉来累累如连珠[④]，如循琅玕[⑤]，曰平。脉来累累一本无此四字，却作"喘喘"[⑥]。连属，其中微曲，曰病。来前曲后倨[⑦]，如操带钩，曰死。

---

① 斗讼（sòng）：争论不休。

② 论心脏虚实寒热生死逆顺脉证之法：本篇论述心脏病之脉象、证候，及决生死逆顺之法。

③ 一作心：赵本注。

④ 累累：一个接一个，连贯貌。

⑤ 琅玕（láng gān 郎甘）：像珠子一样的美玉。《说文·玉部》："琅玕，似珠者。"

⑥ 一本无此四字，却作"喘喘"：赵本注。《素问·平人气象论》作"喘喘"。

⑦ 前曲后倨（jù 巨）：指脉来前曲后直。杨上善曰："心脉来时，指下觉初曲后直，如操带钩，前曲后直，曰死心脉。居，直也。"

又，思虑过多则怵惕，怵惕伤心，心伤则神失，神失则恐惧。

又，真心痛，手足寒，过节五寸①，则旦得夕死，夕得旦死。

又，心有水气则痹②，气滞身肿，不得卧，烦而躁，其阴肿也。

又，心中风，则翕翕一作吸发热③，不能行立，心中饥而不能食，食则吐呕。

夏，心王。左手寸口脉洪、浮、大而散，曰平，反此则病。若沉而滑者，水来克火，十死不治；弦而长者，木来归子，其病自愈；缓而大者，土来入火，为微邪相干，无所害。

又，心病则胸中痛，四一作胁肢满胀④，肩背臂膊皆痛。虚则多惊悸，惕惕然无眠，胸腹及腰背引痛，喜一作善悲⑤，时眩仆⑥。心积气久不去，则苦忧烦，心中痛。实则喜笑不息，梦火发。心气盛，则梦喜笑及恐畏。邪气客于心，则梦山邱烟火⑦。心胀，则心烦短气，夜卧不宁。心腹痛，懊憹⑧，肿，气来往上下行，痛有时休作⑨，心腹中热，喜水，涎出，是蚘蛟蚘恐是蛕字，蛟恐是咬字心也⑩。心病则日中慧，夜半甚，平旦静。

---

① 过节：过肘、膝之关节。

② 痹：赵本作“脾”。连下句读。

③ 翕翕（xī xī 西西）：发烧的样子。一作吸：赵本注。

④ 一作胁：赵本注。

⑤ 喜：容易发生。一作善：赵本注。

⑥ 时：经常。仆：倒地。

⑦ 邱：本作“丘”。因辟孔子名讳，清雍正三年上谕除四书五经外凡遇“丘”字，并加“阝”旁为“邱”。

⑧ 懊憹（ào nǎo 奥恼）：指心胸烦热，闷乱不宁之状。

⑨ 有时休作：谓时发时止。

⑩ 蚘蛟：《千金要方》作“蛕咬”。小字为赵注。

又，左手寸口脉大甚，则手内热赤一作服[①]，肿大甚，则胸中满而烦，澹澹，面赤，目黄也。

又，心病则先心痛，而咳不止，关膈一作格不通[②]，身重不已，三日死。心虚则畏人，瞑目欲眠，精神不倚[③]，魂魄妄乱。

心脉沉小而紧，浮，主气喘[④]。若心下气坚实不下[⑤]，喜咽干[⑥]，手热，烦满，多忘，太息，此得之思虑太过也。其脉急甚，则发狂笑[⑦]；微缓，则吐血[⑧]；大甚，则喉闭一作痹[⑨]；微大，则心痛引背，善泪出；小甚，则哕；微小，则笑，消瘅一作痹[⑩]；滑甚，则为渴；微滑，则心疝引脐，腹一作肠鸣[⑪]；涩甚，则瘖不能言[⑫]；微涩，则血溢，手足厥，耳鸣，癫疾。

又，心脉抟坚而长[⑬]，主舌强不能语一作言[⑭]；软而散，当慑

① 一作服：赵注。

② 关膈：又作"关格"。指大小便闭结不通之证。《诸病源候论·关格大小便不通候》："关格者，大小便不通也。大便不通谓之内关，小便不通谓之外格，二便俱不通为关格也。"小字为赵注。

③ 精神不倚：犹精神不安。倚，依附，指附之于心。

④ 浮，主气喘：医统本作"浮之气喘"。

⑤ 若：医统本作"苦"，义长。实：医统本作"食"，义长。

⑥ 干：瓒本、宽保本作"唾"，可参。

⑦ 其脉急甚，则发狂笑：周本"急"作"缓"。宽保本本句作"其脉急甚则瘈疭，微急心中痛引腰背痛，不下食，太缓则发狂笑"。

⑧ 微缓则吐血：《灵枢·邪气脏腑病形》作"微缓为伏梁，在心下，上下行，时唾血"。

⑨ 一作痹：赵本注。

⑩ 一作痹：赵本注。

⑪ 一作肠：赵本注。

⑫ 瘖："喑"的异体字。嘶哑。

⑬ 抟（tuán 团）：赵本作"搏"，孙本误。

⑭ 一作言：赵本注。

怯不食也。又急甚则心疝，脐下有病形，烦闷少气，大热上煎。

又，心病狂言，汗出如珠，身厥冷，其脉当浮而大。反沉濡而滑，甚色当赤[①]，今反黑者，水克火，十死不治。

又，心之积，沉之而空空然[②]，时上下往来无常处，病胸满、悸[③]，腰腹中热，颊一作面赤[④]，咽干，心烦，掌中热，甚则呕血，夏差本作春差冬甚[⑤]。宜急疗之，止于旬日也。

又，赤黑色入口，必死也。面黄目赤者亦一作不死[⑥]，赤如衃血亦死[⑦]。

又，忧恚思虑太过[⑧]，心气内索[⑨]，其色反和而盛者，不出十日死。扁鹊曰：心绝则一日死。色见凶多[⑩]，而人虽健敏，名为行尸，一岁之中，祸必至矣。

又，其人语声前宽而后急，后声不接前声，其声浊恶，其口不正，冒昧喜笑[⑪]，此风入心也。

又，心伤则心坏，为水所乘[⑫]，身体手足不遂，骨节解[⑬]，舒

---

① 甚：当作“其”，形近而讹。医统本、宽保本作“其”。

② 之：疑衍。

③ 脖：赵本作“悸”。是。

④ 一作面：赵本注。

⑤ 本作春差：赵本注。

⑥ 一作不：赵本注。

⑦ 衃（pēi 胚）血：凝结之死血。

⑧ 恚（huì 会）：怨恨。医统本、宽保本并作“喜”。

⑨ 索：尽。

⑩ 见（xiàn 现）：显现。

⑪ 冒昧喜笑：犹言无缘无故喜笑。冒昧，无知妄为。

⑫ 乘：侵袭。

⑬ 解：同“懈”，松懈。

缓不自由，下利无休息[①]，此疾急宜治之，不过十日而亡也。

又，笑不待呻而后复忧[②]，此水乘火也。阴系于阳，阴起阳伏，伏则生热，热则生狂，冒昧妄乱，言语错误，不可采问一作闻[③]，心已损矣。扁鹊曰：其人唇口赤，即可治，青黑即死。

又，心疟则先烦一作颤而后渴[④]，翕翕然发热也，其脉浮紧而大者，是也。心气实，则小便不利，腹满，身热而重，温温欲吐[⑤]，吐而不出，喘息急，不安卧，其脉左寸口与人迎皆实大者，是也。心虚则恐惧多惊，忧思不乐，胸腹中苦痛，言语战慄，恶寒，恍惚，面赤目黄，喜衄血，诊其脉，左右寸口两虚而微者，是也。

论小肠虚实寒热生死逆顺脉证之法第二十五[⑥]

小肠者，受盛之腑也，与心为表里，手太阳是其经也。

心与一本无此二字小肠绝者[⑦]，六日死。绝则发直如麻，汗出不已，不得屈伸者是也。

---

① 利：通"痢"。休息：休止。

② 笑不待呻而复忧：谓笑还未完即忧。

③ 采问：搜集询问。此指询问。小字为赵注。

④ 一作颤：赵本注。

⑤ 温温欲吐：谓欲吐非吐。温温，柔和貌。

⑥ 论小肠虚实寒热生死逆顺脉证之法：本篇论述小肠病之脉象、证候及决生死逆顺之法。

⑦ 一本无此二字：赵注。

又，心咳本作病久不已本无此二字①，则传小肠，小肠咳，则气咳俱出也。

小肠实则伤热，热则口生疮。虚则生寒②，寒则泄脓血，或泄黑水。其根在小肠也。

又，小肠寒则下肿重，有热久不出，则渐生痔疾。有积，则当暮发热，明旦而止也③。病气，发则令人腰下重，食则窘迫而难④，是其候也。

小腹胀，则小腹䐜胀，引腹而痛也。

厥邪入小肠，则梦聚井邑中⑤，或咽痛颔肿，不可回首，肩如杖一作拔⑥，脚如折也。

又，黄帝曰：心者主也，神之舍也，其脏周密而不伤⑦，伤神去⑧，神去则身亡矣。故人心多不病，病即死，不可治也。惟小肠受病多矣。

又，左手寸口阳绝者，无小肠脉也，六日死。病脐痹，小腹中有疝瘕也。左手寸口脉实大者，小肠实也。有热邪，则小便赤涩。

又，实热则口生疮，身热去来，心中烦满⑨，体重。

---

① 本作病、本无此二字：赵注。
② 生寒：宽保本作“伤寒”，可参。
③ 明旦：第二天早晨。
④ 窘（jiǒng 炯）迫：指大便困难。
⑤ 井邑：乡邑，人群聚居之地。
⑥ 肩如杖：谓肩如杖击而痛楚。小字为赵注。
⑦ 周密：疑当作“固密”。宽保本、徐本有眉批云：“周当作固。”
⑧ 神去：医统本、宽保本上有“则”字。
⑨ 烦满：满同“懑”。

又，小肠主于舌之官也，和则能言，而机关利健[①]，善别其味也。虚则左寸口脉浮而微软弱，不禁按，病为惊狂无所守，下空空然，不能语者，是也。

论脾脏虚实寒热生死逆顺脉证之法第二十六[②]

脾者，土也，谏议之官，主意与智，消磨五谷，寄在其中，养于四旁，王于四季[③]，正王长夏，与胃为表里，足太阴是其经也。

扁鹊曰：脾病则面色萎黄。实则舌强直，不嗜食，呕逆，四肢缓；虚则精不胜[④]，元气乏，失溺不能自持。其脉来似水之流，曰太过，病在外；其脉来如鸟之距[⑤]，曰不及，病在内。太过，则令人四肢沉重，语言謇涩；不及，则令人中满不食，乏力，手足缓弱不遂，涎引口中一作出[⑥]，四肢肿胀，溏泻一作泄不时[⑦]，梦

---

① 机关：指口。《鬼谷子·权篇》：“故口者，机关也，所以闭情意也。”后往往借以指口。汉·焦赣《易林·小畜之蒙》：“机关不便，不能出言。”

② 论脾脏虚实寒热生死逆顺脉证之法：本篇论述脾脏病之脉象、证候及决虚实、寒热、生死、逆顺之法。

③ 王：通“旺”。四季：指春、夏、秋、冬每个季节的最后18天。按四时、五行、五脏相配之法，春肝木、夏心火、秋肺金、冬肾水，又从四季中各取最后18日成72日应脾土，故曰脾主四季。季，末也。

④ 胜：盛也。指充盛。

⑤ 距：爪。

⑥ 一作出：赵注。

⑦ 一作泄：赵注。

中饮食。脾脉来而和柔，去似鸡距践地，曰平。脉来实而满，稍数，如鸡举足，曰病。又，如乌一作雀之啄，如鸟之距，如屋之漏，曰死①。

中风则翕翕发热，状若醉人，腹中烦满，皮肉瞤瞤②，短气者，是也。王时，其脉阿阿然缓③，曰平；反弦急者，肝来克脾，真鬼相遇④，大凶之兆；反微涩而短者，肺来乘脾，不治而自愈；反沉而滑者，肾来从脾，亦为不妨；反浮而洪，心来生脾，不为疾耳。

脾病，面黄，体重，失便，目直视，唇反张，手足爪甲青，四肢逆，吐食，百节疼痛不能举，其脉当浮大而缓。今反弦急，其色当黄而反青，此十死不治也。

又，脾病，其色黄，饮食不消，心腹胀满，身体重，肢节痛，大便硬，小便不利，其脉微缓而长者，可治。脾气虚则大便滑，小便利，汗出不止，五液注下为五色。注，利下也此四字疑是注文⑤。

又，积□□久不愈⑥，则四肢不收⑦，黄疸，饮食不为肌肤，气满胀而喘不定也。

---

① 如乌之啄句：本句《素问·平人气象论篇》作："死脾脉来，锐坚如乌之喙，如鸟之距，如屋之漏，如水之流，曰脾死。"啄，《素问》作"喙"。小字为赵注。

② 瞤瞤（shùn shùn 顺顺）：皮肉掣动的样子。

③ 阿阿然：长而柔缓之貌。

④ 真鬼相遇：指足厥阴肝经与足太阴肺经二阴相敌。《千金方》卷十五第一作"为贼邪"。

⑤ 注，利下也：此赵孟頫手抄本注文。当是。

⑥ 积□□：孙本作"□□"缺文号，赵作"聚"。又，医统本、宽保本并作"积在中"。

⑦ 不收：弛缓不用。

又，脾实则时梦筑垣墙，盖屋[1]，脾盛则梦歌乐，虚则梦饮食不足。厥邪客于脾，则梦大泽邱陵，风雨坏屋。脾胀则善哕，四肢急[2]，体重，不食，善噫[3]。

脾病则日昳慧[4]，平旦甚，日中持，下晡静[5]。

脉急甚则瘈疭，微急则胸膈中不利，食入而还出[6]。脉缓盛则痿厥[7]，微缓则风痿，四肢不收。大甚则击仆[8]；微大则痹[9]，疝气，裹大脓血在肠胃之外[10]。小甚则寒热作，微小则消瘅。滑甚则颓疝，微滑则虫毒，肠鸣，中热。涩甚则肠癞，微涩则内溃，下脓血。

脾脉之至也，大而虚则有积气在腹中。有厥气，名曰厥疝。女子同法。得之四肢汗出当风也。

脾绝，则十日死。又脐出一作凸者[11]，亦死。唇焦枯，无纹理而青黑者[12]，脾先绝也。

脾病，面黄目赤者，可治；青黑色入口，则半岁死；色如枳

---

① 垣（yuán 原）：墙。
② 急：拘急。
③ 噫（ǎi 矮）：同“嗳”，饱食之息。
④ 日昳（dié 迭）：日偏西。
⑤ 下晡（bū）：午后三时至五时。
⑥ 食入：宽保本作“食不入”。可参。
⑦ 盛：赵本亦作“盛”。宽保本、医统本作“甚”，当是。
⑧ 击仆：宽保本作“寒热作”。
⑨ 痹：赵本作“脾”，义长。
⑩ 裹：当作“裹”，形近之讹。赵本、医统本作“裹”。
⑪ 一作凸：赵注。
⑫ 者：宽保本此下有“死”字，疑是。

实者一一作半月死[①]。吉凶休否一作咎[②]，皆见其色出于部分也。

又，口噤唇黑，四肢重如山，不能自收持，大小便利无休歇，食饮不入，七日死。

又，唇虽痿黄，语声啭啭者可治[③]。脾病疟气久不去，腹中痛鸣，徐徐热汗出，其人本意宽缓，今忽反常而嗔怒，正言而鼻笑[④]，不能答人者，此不过一月，祸必至矣。

又，脾中寒热，则皆使人腹中痛，不下食。又脾病，则舌强语涩，转筋卵缩，牵阴股[⑤]，引髀痛，身重，不思食，鼓胀，变则水泄不能卧者，死不治也。

脾正热，则面黄目赤，季胁痛满也。寒则吐涎沫而不食，四肢痛，滑泄不已，手足厥，甚则颤慄如疟也。

临病之时，要在明证详脉，然后投汤丸，求其痊损耳[⑥]。

论胃虚实寒热生死逆顺脉证之法第二十七[⑦]

胃者，腑也，又名水谷之海，与脾为表里。胃者，人之根本也，胃气壮则五脏六腑皆壮，足阳明是其经也。

---

① 一作半：赵注。
② 休否：否，赵注“一作咎”，当是。休，吉庆。咎，灾祸。
③ 啭啭（zhuǎn zhuǎn 转转）：鸟鸣宛转。此谓语声和缓。
④ 正言而鼻笑：谓说话严厉，讥消鄙视不愿搭理人。鼻笑，讥嘲或鄙视的表情。
⑤ 股：宽保本此下有“中”字。
⑥ 求其痊损：宽保本作“期瘳”。期，求；瘳，痊愈。
⑦ 论胃虚实生死逆喘脉证这法：本篇论述胃病之脉象、证候及决生死逆顺之法。

胃气绝则五日死。实则中胀便难，肢节疼痛，不下食，呕吐不已；虚则肠鸣胀满，引水①，滑泄；寒则腹中痛，不能食冷物；热则面赤如醉人，四肢不收持，不得安卧，语狂，目乱，便硬者是也。病甚则腹胁胀满，吐逆不入食，当心痛，上下不通，恶闻食臭②，嫌人语，振寒，喜伸欠。胃中热则唇黑，热甚则登高而歌，弃衣而走，颠狂不定，汗出额上，鼽衄不止③。虚极则四肢肿满，胸中短气，谷不化，中消也④。胃中风，则溏泄不已。胃不足，则多饥不消食。病人鼻下平，则胃中病，渴者不可治一本无上十三字，作微燥而渴者可治⑤。

胃脉搏坚而长，其色黄赤者，当病折腰一作髀⑥。其脉软而散者，病食痹。左关上脉浮而大者⑦，虚也；浮而短涩者，实也；浮而微滑者，亦虚也⑧；浮而迟者，寒也；浮而数者，实也⑨。虚实寒热生死之法，察而端谨⑩，则成神妙也。

---

① 引水：宽保本作“引出”。引，眉批云：“当作汗”，可参。

② 食臭（xiù 嗅）：食之气味。

③ 鼽（qiú 求）衄：鼻出清涕和鼻出血。

④ 中消：疑当作“中满”。

⑤ 一本无上十三字句：小字为赵本原注。

⑥ 腰：赵孟頫手抄本注：“一作髀。”疑是。《素问·脉要精微论》亦云：“胃脉博坚而长，其色赤，当病折髀。”

⑦ 左：据赵本及文理当作“右”。

⑧ 虚：据医统本及文理当作“实”。

⑨ 实：宽保本作“热”，义长。

⑩ 端谨：端正严谨。

论肺脏虚实寒热生死逆顺脉证之法第二十八[1]

肺者，魄之舍，生气之源，号为上将军[2]，乃五脏之华盖也。外养皮毛，内荣肠胃，与大肠为表里。手太阴是其经也。

肺气通于鼻，和则能知香臭矣。有寒则善咳本作有病则喜咳[3]，实则鼻流清涕。凡虚实寒热，则皆使人喘嗽。实则梦刀兵恐惧，肩息[4]，胸中满；虚则寒生一作热[5]，咳一作喘息[6]，利下，少气力，多悲感。

王于秋，其脉浮而毛[7]，曰平。又，浮而短涩者，肺脉也。其脉来毛而中央坚，两头一作傍虚[8]，曰太过，病在外；其脉来毛而微，曰不及，病在内。太过，则令人气逆，胸满，背痛；不及，

---

① 论肺脏虚实寒热生死逆顺脉证之法：本篇论述肺脏病之脉象、证候，及决虚实寒热生死逆顺之法。

② 上将军：一指军中主帅，如古乐毅、项羽皆曾为上将军；一指官名，汉置，唐各卫有上将军之官，宋因之。金、元时以其名为武臣散官。明废。肺为华盖，居上焦，若心主之环卫，故以喻之。《素问·灵兰秘典论》则称："肺者，相传之官，治节出焉。"将肺喻为"相传之官"，意谓职如相国、宰相，辅助君主而治国者。此二喻相似。

③ 本作有病则喜咳：赵本原注。

④ 肩息：形容张口抬肩呼吸之状。

⑤ 一作热：赵本注。

⑥ 一作喘：赵本注。

⑦ 浮而毛：谓脉来浮而轻虚。《难经·十五难》："其脉之来，轻虚以浮，故曰毛。"

⑧ 一作傍：赵本注，当是。

则令人喘呼而咳一作嗽[①]，上气，见血，下闻病音[②]。

又，肺脉厌厌聂聂[③]，如落榆荚，曰平；来不上不下，如循鸡羽，曰病。来如物之浮，如风吹鸟背上毛者死。真肺脉至[④]，大而虚，又如以毛羽中人皮肤[⑤]，其色赤，其毛折者死[⑥]。

又，微毛曰平，毛多曰病。毛而弦者曰春病，眩甚曰即病[⑦]。

又，肺病吐衄血，皮热，脉数，颊赤者，死也。又，久咳而见血，身热而短气，脉当涩今反浮大，色当白今反赤者，火克金，十死不治也。肺病喘咳，身但寒无热，脉迟微者，可治。

秋王于肺[⑧]，其脉当浮涩而短，曰平。而反洪大而长，是火刑金，亦不可治。又，得软而滑者，肾来乘肺，不治自愈。反浮大而缓者，是脾来生肺，不治而差[⑨]。反弦而长者，是肺被肝从[⑩]，为微邪，虽病不妨。

虚则不能息，耳重[⑪]，嗌干，喘咳上气，胸背痛。

有积，则胁下胀满。

中风，则口燥而喘，身运而重[⑫]，汗出而冒闷。其脉按之虚

① 一作嗽：赵本注。

② 下闻病音：《太素》卷十四四时脉象云："下闻胸中喘呼气声也。"可参。

③ 厌厌聂聂：轻浮和缓貌。厌厌，安静也；聂聂，轻虚和缓貌。

④ 真肺脉：指肺之真脏脉，脉来大而虚。

⑤ 如以毛羽中人皮肤：马莳云："如以毛羽中人肤，浮而无着也。"

⑥ 毛折：指皮肤之毫毛枯断。

⑦ 眩：医统本、宽保本作"弦"。当是。即：立刻。

⑧ 秋王于肺："秋"、"肺"二字疑误倒。

⑨ 差：同"瘥"。

⑩ 从：疑当作"乘"。《脉经·卷二·肺大肠部第四》："反得弦细而长者，是肝之乘肺，木之陵金，为微邪，虽病即差。"

⑪ 耳重（zhòng 众）：听觉迟钝。耳，周本作"身"。

⑫ 身运而重：指身体晕转而沉重。运，通"晕"。

弱如葱叶，下无根者死。

中热，则唾血。其脉细、紧、浮、数、芤、滑，皆失血病。此由燥扰[①]、嗔怒、劳伤得之，气壅结所为也。

肺胀，则其人喘咳而目如脱，其脉浮大者是也。

又，肺痿则吐涎沫而咽干。欲饮者，欲愈；不饮，则未差。

又，咳而遗溺者，上虚不能制下也。其脉沉浊者，病在内；浮清者[②]，病在外。

肺死，则鼻孔开而黑枯，喘而目直视也。又，肺绝则十二日死[③]，其状足满，泻痢不觉出也，面白目青，此谓乱经。此虽天命，亦不可治[④]。

又，饮酒当风，中于肺，则咳嗽喘闷[⑤]。见血者，不可治；无血者，可治；面黄目白者，可治。肺病颊赤者死。

又，言音喘急，短气，好唾一作睡[⑥]，此为真鬼相害，十死十，百死百，大逆之兆也。

又，阳气上而不降，燔于肺[⑦]，肺自结邪，胀满，喘急，狂言，瞑目，非常所说，而口鼻张，大小便头俱胀，饮水无度，此因热伤于肺，肺化为血，不可治，则半岁死。

又，肺疟使人心寒，寒甚则发热，寒热往来，休作不定，多惊，咳喘，如有所见者，是也。其脉浮而紧，又滑而数，又迟涩

---

① 燥：赵本作“躁”，义长。
② 浮清者：清，赵本作“滑”。
③ 十二：宽保本作“十三”。
④ 治：赵本作“活”。
⑤ 则：宽保本此下有“肺发”二字。可参。
⑥ 一作睡：赵本原注。
⑦ 燔（fán 凡）：烧灼。

而小，皆为肺疟之脉也。

又，其人素声清而雄者①，暴不响亮②，而拖气用力，言语难出，视不转睛，虽未为病，其人不久。

又，肺病，实则上气喘急，咳嗽，身热，脉大也。虚则力乏，喘促，右胁胀，语言气短一作促者③，是也。

又，乍寒乍热④，鼻塞，颐赤，面白，皆肺病之候也⑤。

论大肠虚实寒热生死逆顺脉证之法第二十九⑥

大肠者，肺之腑也，为传送之司，号监仓之官。肺病久不已，则传入大肠。手阳明是其经也。

寒则泄，热则结，绝则泄利无度，利绝而死也，热极则便血。又，风中大肠，则下血。又，实热则胀满而大便不通，虚寒则滑泄不定。

大肠乍虚乍实⑦，乍来乍去。寒则溏泄，热则垢重，有积物

---

① 素：向来、一向。

② 暴：突然。

③ 一作促：赵本原注。

④ 乍（zhà 诈）：忽然。

⑤ 按：自“又，饮酒当风”至“皆肺病之候也”一段，当系孙星衍据另一赵本补入。

⑥ 论大肠虚实寒热生死逆顺脉证之法：本篇论述大肠病之脉象、证候，及决虚实寒热生死逆顺之法。

⑦ 大肠：周本“肠”下有“者”字。

则寒慄而发热，有如疟状也①。

积冷不去则当脐而痛，不能久立，痛已则泄白物是也。

虚则喜满，咳喘而喉咽中如核妨矣②。

华氏中藏经卷上终

① 有如疟状也：宽保本作“其发渴如疟状”。

② 核妨：有果核梗阻。

华氏中藏经　卷中

赐进士及第授通奉大夫署山东布政使督粮道孙星衍校

论肾藏虚实寒热逆顺生死之法第三十①

肾者，精神之舍，性命之根，外通于耳，男以闭一作库精②，女以包血③，与膀胱为表里，足少阴太阳是其经也④。肾气绝，则不尽其天命而死也。

王于冬。其脉沉濡曰平，反此者病。其脉弹石⑤，名曰太过，病在外；其去如数者⑥，为不及，病在内。太过，则令人解㑊⑦，

① 论肾脏虚实寒热生死逆顺脉证之法：本篇论述肾脏病之脉象、证候，及决虚实、寒热、生死、逆顺之法。

② 闭精：藏精。“闭”一作“库”，义同。小字为赵本原注。

③ 包血：藏血。包，裹藏。

④ 太阳：疑衍。瓒本无。

⑤ 脉：瓒本此下有“来如”二字。弹石：谓其脉来时应指坚硬而圆，如弹于石。

⑥ 其去如数：指脉去甚速，如同数脉。何谓如同数脉？《素问·玉机真脏论》：“其去如数者，为不及，病在中。”《类经》五卷注十：“其去如数者，动止疾促，营之不及也。盖数本属热，而此真阴亏损之脉，亦必紧数。然愈虚则愈数，原非强阳实热之数。”

⑦ 解㑊（xiè yì 谢亦）：病证名。指肢体困倦、消瘦、懒言、懈怠无力之证。解，同“懈”，松懈。㑊，孙本原作“㑊”，形近之讹，据赵本改。

脊脉痛而少气本作令人体瘠而少气不欲言[1]；不及，则令人心悬如饥[2]，眇中清[3]，脊中痛，少肠腹满[4]，小便滑本云心如悬，少腹痛，小便滑[5]，变赤黄色也。

又，肾脉来，喘喘累累如钩[6]，按之而坚，曰平。又，来如引葛[7]，按之益坚，曰病；来如转索[8]，辟辟如弹石[9]，曰死。又，肾脉但石[10]，无胃气亦死[11]。

肾有水，则腹大，脐肿，腰重痛，不得溺，阴下湿如牛鼻头汗出，是为逆寒。大便难，其面反瘦也。

肾病，手足逆冷，面赤目黄，小便不禁，骨节烦痛[12]，小腹结痛，气上冲心，脉当沉细而滑，今反浮大而缓，其色当黑，其今反者[13]，是土来克水，为大逆，十死不治也。

又，肾病面色黑，其气虚弱，翕翕少气[14]，两耳若聋，精自出，饮食少，小便清，膝下冷，其脉沉滑而迟，为可治。

---

① 本作令人体瘠句：赵本原注。

② 如：通“而”。

③ 眇（miǎo 秒）：据赵本、周本当作“胗”，季胁下髂骨上之虚软处。清：通“凊（qìng 庆）”，冷也。

④ 肠：疑衍。

⑤ 本云句：赵本原注。

⑥ 喘喘累累：形容脉象圆滑连贯。

⑦ 如引葛：谓脉来沉紧弹指，如按在牵引着的葛藤之上。

⑧ 转索：《素问·平人气象论》作“夺索”。

⑨ 辟辟：象声词。弹石之声。

⑩ 但石：只有沉脉。

⑪ 无胃气：指脉无胃气之和柔。

⑫ 烦痛：热痛。烦，热。

⑬ 其今反：医统本作“今反黄”。可参。

⑭ 翕翕（xī xī 西西）：气息微弱貌。

又，冬脉沉濡而滑曰平，反浮涩而短，肺来乘肾，虽病易治。反弦细而长者，肝来乘肾，不治自愈。反浮大而洪，心来乘肾，不为害。

肾病，腹大胫肿，喘咳，身重，寝汗出，憎风。虚则胸中痛，大腹小腹痛，清厥[①]，意不乐也。

阴邪入肾则骨痛，腰上引项脊背疼[②]，此皆举重用力及遇房汗出，当风浴水，或久立则伤肾也。

又，其脉急甚则肾痿瘕疾[③]；微急则沉厥，奔豚[④]，足不收。缓甚则折脊[⑤]；微缓则洞泄，食不化，入咽还出。大甚则阴痿，微大则石水起脐下至小腹。其肿埵埵然而上至胃脘者[⑥]，死不治。小甚则洞泄，微小则消瘅[⑦]。滑甚则癃㿉[⑧]；微滑则骨痿，坐弗能起，目视见花。涩甚则大壅塞；微涩则不月[⑨]，疾痔。

又，其脉之至也，上坚而大，有脓气在阴中及腹内[⑩]，名曰肾痹，得之因浴冷水而卧。脉来沉而大坚，浮而紧。若手足骨肿，

---

① 清厥：厥冷。清，通“凊（qìng 庆）”，冷也。

② 腰：医统本、宽保本腰下并有“痛”字。可参。瘠：据朱本、医统本，当作“脊”。

③ 肾痿瘕疾：《脉经》卷三第五、《甲乙经》卷四第二作“骨痿㿉疾”。瘕，瓒本眉批云：“一作㿉。”

④ 奔豚：又作贲豚、奔豚气。症见有气从少腹上冲胸脘、咽喉，发时痛苦异常，或腹痛，或往来寒热。

⑤ 折脊：谓背脊疼痛如折。

⑥ 埵埵（duǒ duǒ 躲躲）然：如土块坚硬之貌。埵，《说文·土部》：“埵，坚土也。”

⑦ 消瘅：阴虚内热，肌肉消瘦。

⑧ 癃㿉：指癃闭（小便不利）、㿉疝（阴囊肿大）。

⑨ 不月：月经不来潮。

⑩ 脓：医统本作“积”，义长。

厥，阴痿不起，腰背疼，小肠肿，心下水气[①]，时胀满而洞泄，此皆浴水中，身未干而合房得之也。

虚则梦舟溺人，得其时[②]，梦伏水中，若有所畏。盛实则梦腰脊离解不相属[③]。厥邪客于肾，则梦临深投水中[④]。

肾胀，则腹痛满引背，怏怏然[⑤]，腰痹痛。

肾病，夜半患[⑥]，四季甚[⑦]，下晡静。

肾生病，则口热舌干，咽肿，上气，嗌干及心烦而痛，黄疸，肠澼，痿厥，腰脊背急痛，嗜卧，足下热而痛，胻酸[⑧]；病久不已，则腿筋痛，小便闭，而两胁胀，支满[⑨]，目盲者死。

肾之积，苦腰脊相引而疼，饥见饱减，此肾中寒结在脐下也。诸积大法，其脉来细软而附骨者，是也。

又，面黑目白，肾已内伤，八日死。又阴缩，小便不出，出而不快者，亦死。又其色青黄，连耳左右，其人年三十许[⑩]，百日死。若偏在一边，一月死[⑪]。

实则烦闷，脐下重；热则口舌干焦，而小便涩黄；寒则阴中

---

① 下：宽保本此下有“有”字。

② 得其时：当其时。

③ 离解（xiè 谢）不相属（zhǔ 主）：分离不相连属。解，同“懈”，松散。属，连属。

④ 梦临深投水中：谓梦见身临高山深谷投于水中。深当为渊，避唐太祖讳。

⑤ 怏怏然：医统本作“快快然”。快快然，苦闷不乐貌。《灵枢・胀论》：“肾胀者，腹引背快快然（一作央央）然。”张景岳注：“快快然，困苦貌。”

⑥ 患：周本、瓒本及医统本作“慧”，当是。

⑦ 四季：宽保本作“日中”，疑是。

⑧ 胻（héng 衡）：胫。

⑨ 支满：两胁胀满。

⑩ 许：左右。

⑪ 月：医统本、宽保本作“曰”。

与腰脊俱疼，面黑耳干，哕而不食，或呕血者，是也。

又，喉中鸣，坐而喘咳，唾血出，亦为肾虚寒，气欲绝也。

寒热虚实既明，详细调救[①]，即十可十全之道也。

论膀胱虚实寒热生死逆顺脉证之法第三十一[②]

膀胱者，津液之腑，与肾为表里，号曰水曹掾[③]，又名玉海[④]，足太阳是其经也。总通于五腑，所以五腑有疾，即应膀胱；膀胱有疾，即应胞囊也[⑤]。

伤热，则小便不利。热入膀胱，则其气急，而苦小便黄涩也。膀胱寒，则小便数而清也[⑥]。

又，石水发，则其根在膀胱，四肢瘦小，其腹胀大者是也[⑦]。

又，膀胱咳久不已，则传之三焦，肠满而不欲饮食也[⑧]。然上焦主心肺之病，人有热则食不入胃；寒则精神不守，泄利不止，

---

① 详细：谓细心。

② 论膀胱虚实寒热生死逆顺脉证之法：本篇论述膀胱病之脉象、证候，及决虚实寒热生死逆顺之法。

③ 水曹掾（yuàn 苑）：管水的官。掾，古代官署属员的通称。

④ 玉海：本指酒器。《事物异名录·器用·诸饮器》："齐东野语，史忠惠进玉海，可容酒三升。"此为膀胱之别称。

⑤ 胞囊：指女子之胞宫（子宫）、男子之肾囊（阴囊）。

⑥ 清：宽保本此下有"白"字。

⑦ 胀：瓒本小注云："一作独。"可参。

⑧ 肠：瓒本作"腹"，义长。

语声不出也；实则上绝于心，气不行也；虚则引起气之于肺也①。其三焦之气和，则五脏六腑皆和，逆则皆逆。膀胱中有厥阴气②，则梦行不快；满胀，则小便不下，脐下重闷，或肩痛也③。绝则三日死，死时鸡鸣也。其三焦之论，备云于后。

论三焦虚实寒热生死逆顺脉证之法第三十二④

三焦者，人之三元之气也⑤，号曰中清之腑⑥，总领五脏六腑、荣卫经络⑦、内外左右上下之气也。三焦通，则内外左右上下皆通也。其于周身灌体，和内调外，荣左养右，导上宣下⑧，莫大于此者也⑨。

又名玉海、水道。上则曰三管，中则曰霍乱，下则曰走哺⑩。

---

① 起气之于肺：瓒本无“起”字。周本“之”作“乏”。

② 阴：此字疑衍。

③ 肩：瓒本小注云：“一作肾。”可参。

④ 论三焦虚实寒热生死逆顺之法：本篇论述三焦病之脉象、证候，及决虚实寒热生死逆顺之法。三焦为孤府，故置于脏腑诸论之后。

⑤ 三元之气：指上焦之宗气，中焦之荣气，下焦之卫气。

⑥ 中清之腑：因三焦主持诸气而内清脏腑，故称。

⑦ 荣卫：濡养保护。荣，濡养。卫，保护。

⑧ 宣：通畅。

⑨ 莫：没有什么。代词。于：比。

⑩ 三管、霍乱、走哺：本为病名。三管，又称三管反射，指胃气未定，汗出，食先吐，短气不续，语声不出等病证；霍乱，指上下隔绝、腹痛、洞泄、呕逆等病证；走哺，指大小便不通利的病证。因三管发上焦，霍乱发中焦，走哺发下焦，故作为三焦之代称。

名虽三而归一，有其名而无形者也[①]，亦号曰孤独之腑。而卫出于上，荣出于中[②]。上者，络脉之系也；中者，经脉之系也；下者，水道之系也。亦又属膀胱之宗始[③]。主通阴阳，调虚实。呼吸有病，则苦腹胀气满，小腹坚，溺而不得，便而窘迫也。溢则作水，留则为胀。足太阳是其经也[④]。

又，上焦实热则额汗出而身无汗，能食而气不利，舌干口焦咽闭之类，腹胀，时时胁肋痛也。寒则不入食，吐酸水[⑤]，胸背引痛，嗌干，津不纳也。实则食已还出[⑥]，膨膨然不乐[⑦]。虚则不能制下，遗便溺而头面肿也。

中焦实热，则上下不通，腹胀而喘咳，下气不止[⑧]，上气不下，关格而不通也。寒则下痢不止，食饮不消而中满也[⑨]。虚则肠鸣鼓胀也[⑩]。

下焦实热，则小便不通，而大便难，苦重痛也。虚寒则大小便泄下而不止。

三焦之气，和则内外和，逆则内外逆。故云：三焦者，人之三元之气也，宜修养矣！

---

① 无：瓒本此下有“其”字，疑是。
② 中：依文例此下疑有脱文。
③ 宗始：本始。
④ 足太阳：当作“手少阳”。
⑤ 吐：瓒本此下有“呕”字。
⑥ 食已：宽保本此下有“虚虚”二字，可参。
⑦ 膨膨然不乐：腹部膨胀不快。
⑧ 止：医统本、宽保本、周本、瓒本作“上”。当是。
⑨ 饮：瓒本小注云：“一作物。”
⑩ 鼓：医统本、宽保本并作“膨”。

论痹第三十三①

痹者，风寒暑湿之气中于人脏腑之为也②。入腑，则病浅易治；入脏，则病深难治。而有风痹，有寒痹，有湿痹，有热痹，有气痹，而又有筋、骨、血、肉、气之五痹也。大凡风寒暑湿之邪入于肝，则名筋痹；入于肾，则名骨痹；入于心，则名血痹；入于脾，则名肉痹；入于肺，则名气痹。感病则同③，其治乃异。

痹者，闭也。五脏六腑感于邪气，乱于真气，闭而不仁，故曰痹④。

病或痛或痒，或淋或急⑤，或缓而不能收持，或拳而不能舒张，或行立艰难，或言语蹇涩，或半身不遂，或四肢拳缩，或口眼偏邪，或手足攲侧⑥，或能行步而不能言语，或能言语或不能行步⑦，或左偏枯，或右壅滞，或上不通于下，或下不通于上，或大腑闭塞一作小便秘涩⑧，或左右手疼痛，或得疾而即死，或感邪而未亡，或喘满而不寐，或昏冒而不醒。种种诸证，皆出于痹也。

---

① 论痹：本篇论述痹证的病因、病机、分类及症状。
② 人：疑衍。宽保本无。
③ 则：尽管。
④ 故曰：此下宽保本有“闭又痹”三字。连下句读为：故曰闭，又痹病或痛或痒。
⑤ 淋：瓒本作“麻”，义长。
⑥ 攲（qī 期）侧：倾斜。
⑦ （第二个）或：据周本、医统本及上下文例当作“而”。
⑧ 一作小便秘涩：赵本原注。

痹者，风寒暑湿之气中于人，则使之然也。其于脉候形证，治疗之法，亦各不同焉。

论气痹第三十四①

气痹者，愁忧思喜怒过多，则气结于上，久而不消则伤肺，肺伤则生气渐衰②，则邪气愈胜③。

留于上，则胸腹痹而不能食；注于下，则腰脚重而不能行；攻于左，则左不遂；冲于右，则右不仁；贯于舌，则不能言；遗于肠中，则不能溺。壅而不散则痛，流而不聚则麻。真经既损，难以医治。邪气不胜，易为痊愈。其脉，右手寸口沉而迟涩者是也。宜节忧思以养气，孝宗庙讳一作绝喜怒以全真④，此最为良法也。

论血痹第三十五⑤

血痹者，饮酒过多，怀热太盛⑥，或寒折于经络⑦，或湿犯于

① 论气痹：本篇论述气痹的病因、病机、证候、脉象及防治方法。
② 肺伤：宽保本作“伤气”。
③ 则：宽保本、医统本、周本并作“而”。
④ 孝宗庙讳：本当作“慎”，避讳不用本字。一作绝：赵本原注。
⑤ 论血痹：本篇论述血痹之病因病机、证候及脉象。
⑥ 怀：藏。
⑦ 折：侵袭。

荣卫，因而血抟[①]，遂成其咎[②]，故使人血不能荣于外，气不能养于内，内外已失，渐渐消削[③]。

左先枯，则右不能举；右先枯，则左不能伸；上先枯，则上不能制于下；下先枯，则下不能克于上；中先枯，则不能通疏。百证千状，皆失血也。其脉，左手寸口脉结而不流利，或如断绝者是也。

论肉痹第三十六[④]

肉痹者，饮食不节，膏粱肥美之所为也。脾者肉之本，脾气已失则肉不荣，肉不荣则肌肤不滑泽，肌肉不滑泽则腠理疏[⑤]，则风寒暑湿之邪易为入[⑥]，故久不治则为肉痹也。

肉痹之状，其先能食而不能充悦[⑦]，四肢缓而不收持者是也。其右关脉举按皆无力，而往来涩者是也。宜节饮食以调其脏，常起居以安其脾，然后依经补泻，以求其愈尔。

---

① 抟（tuán 团）：结聚。

② 咎（jiù 旧）：疾病。《尔雅・释诂》："咎，病也。"

③ 消削：同义复词，形容身体消瘦。

④ 论肉痹：本篇论述肉痹的病因病机、脉象、证候及防治方法。

⑤ 肌肉：依上句似当作"肌肤"。

⑥ 则：依上句文例，疑此上脱"腠理疏"三字。

⑦ 充悦：肥胖喜悦。充：肥胖。《周礼・地官・序官》"充人"郑玄注："充犹肥也，养系牲而肥之。"

论筋痹第三十七[①]

筋痹者，由怒叫无时，行步奔急，淫邪伤肝，肝失其气，因而寒热所客，久而不去，流入筋会[②]，则使人筋急而不能行步舒缓也[③]，故名曰筋痹。

宜活血以补肝，温气以养肾，然后服饵汤丸。治得其宜，即疾瘳已[④]，不然则害人矣。其脉，左关中弦急而数，浮沉有力者是也。

论骨痹第三十八[⑤]

骨痹者，乃嗜欲不节，伤于肾也。

肾气内消，则不能关禁[⑥]；不能关禁，则中上俱乱；中上俱乱，则三焦之气痞而不通；三焦痞而饮食不糟粕[⑦]，饮食不糟粕，则精气日衰；精气日衰，则邪气妄入；邪气妄入，则上冲心舌；

---

① 论筋痹：本篇论述筋痹的病因病机、脉象、证候及治法。
② 筋会：阳陵泉穴。《难经·第四十五难》："筋会阳陵泉。"
③ 行步：医统本、宽保本并无"行步"二字。
④ 瘳（chōu 抽）：病愈。
⑤ 论骨痹：本篇论述骨痹的病因病机、脉象、证候。
⑥ 关禁：谓闭藏。
⑦ 不糟粕：谓不别糟粕。糟粕，名词活用作动词，指分别糟粕。

上冲心舌，则为不语。中犯脾胃，则为不充[①]；下流腰膝，则为不遂；傍攻四肢，则为不仁。寒在中则脉迟，热在中则脉数，风在中则脉浮，湿在中则脉濡，虚在中则脉滑。其证不一，要在详明。治疗法[②]，列于后章。

论治中风偏枯之法第三十九[③]

人病中风偏枯，其脉数[④]，而面干黑黧，手足不遂，语言蹇涩，治之奈何？在上则吐之，在中则泻之，在下则补之，在外则发之，在内则温之，按之，熨之也。

吐，谓出其涎也；泻，谓通其塞也；补，谓益其不足也；发，谓发其汗也；温，谓驱其湿也[⑤]；按，谓散其气也；熨，谓助其阳也。

治之各合其宜，安可一揆[⑥]？在求其本。脉浮则发之，脉滑则吐之，脉伏而涩则泻之，脉紧则温之，脉迟则熨之，脉闭则按之。要察其可否，故不可一揆而治者也。

---

① 充：充养。

② 治疗：医统本、宽保本下有“之”字。

③ 论治中风偏枯之法：本篇论述中风偏枯病的脉象、证候，并着重指出应根据病之部位及脉象采用不同之治法。

④ 脉数：瓒本作“浮数”。义长。

⑤ 驱：瓒本作“祛”。

⑥ 安：怎么。一揆（kuí 葵）：一个尺度。《说文·手部》：“揆，度也。”

论五丁状候第四十[①]

五丁者，皆由喜怒忧思、冲寒冒热、恣饮醇酒、多嗜甘肥毒鱼酢酱[②]，色欲过度之所为也。畜其毒邪[③]，浸渍脏腑，久不摅散[④]，始变为丁。

其名有五：一曰白丁，二曰赤丁，三曰黄丁，四曰黑丁，五曰青丁。

白丁者，起于右鼻下，初起如粟米，根赤头白。或顽麻[⑤]，或痛痒，使人憎寒，头重，状若伤寒。不欲食，胸膈满闷。喘促昏冒者死，未者可治。此疾不过五日，祸必至矣，宜急治之。

赤丁在舌下，根头俱赤。发，痛，舌本硬，不能言，多惊，烦闷，恍惚，多渴，引一作饮水不休[⑥]，小便不通。发狂者死，未者可治。此疾不过七日，祸必至也，不可治矣。大人小儿皆能患也。

黄丁者，起于唇齿龈边，其色黄，中有黄水。发，则令人多一作能食而还一作复出[⑦]，手足麻木。涎出不止，腹胀而烦。多睡

---

① 论五丁状候：本篇论述白疔、赤疔、黄疔、黑疔、青疔的病因、症状及预后。丁，同“疔”，古今字，指疔疮。

② 酢：“醋”的异体字，酸味。

③ 畜：同“蓄”，积蓄。

④ 摅（shū 书）：散发。

⑤ 顽麻：麻木不仁。

⑥ 一作饮：赵本原注。

⑦ 一作能、一作复：赵本原注。

不痳者死①，未者可治。

黑丁者，起于耳前，状如瘢痕，其色黑，长减不定②。使人牙关急，腰脊脚膝不仁，不然即痛。亦不出三岁③，祸必至矣，不可治也。此由肾气渐绝故也。宜慎欲事④。

青丁者，起于目下，始如瘤瘢，其色青，硬如石。使人目昏昏然无所见，多恐，悸惕，睡不安宁。久不已，则令人目盲或脱精。有此则不出一年，祸必至矣。

白丁者，其根在肺；赤丁者，其根在心；黄丁者，其根在脾；黑丁者，其根在肾；青丁者，其根在肝。五丁之候一作疾，最为巨疾一作病⑤，不可不察也。治疗之法，一一如左陆本有方八道在此后，印本无之，今附下卷之末⑥。

论痈疽疮肿第四十一⑦

夫痈疽疮肿之所作也，皆五脏六腑畜毒不流则生本作皆有矣⑧，非独因荣卫壅塞而发者也。

---

① 痳：瓒本作“瘄”，当是。

② 长减不定：谓时长时消。

③ 岁：宽保本此下有“死”字。

④ 慎：此字不避孝宗庙讳，疑误。

⑤ 一作疾、一作病：赵本原注。

⑥ 左：下面。古代竖排，若横排，则为下。有方八道……今附下卷之末：此注为孙星衍注。此八方为：治白丁憎寒喘急昏冒方、取白丁方、治赤丁方、取赤丁方、治黄丁方、取黄丁方、治黑丁方、治青丁方。

⑦ 论痈疽疮肿：本篇论述痈疽疮肿病的病因、证候及生死逆顺。

⑧ 本作皆有：赵本注。

其行也有处，其主也有归。假令发于喉舌者，心之毒也；发于皮毛者[①]，发于肌肉者，脾之毒也；发于骨髓者，肾之毒也阙肝毒[②]；发于下者，阴中之毒也；发于上者，阳中之毒也；发于外者，六腑之毒也；发于内者，五脏之毒也。

故内曰坏，外曰溃，上曰从，下曰逆。发于上者得之速，发于下者得之缓。感于六腑则易治，感于五脏则难瘳也。

又，近骨者多冷，近虚者多热[③]。近骨者，久不愈则化血成蛊[④]；近虚者，久不愈则传气成漏。成蛊则多痒而少痛，或先痒后痛；成漏则多痛而少痒，或不痛，或不痒。内虚外实者，多痒而少痛；外虚内实者，多痛而少痒。血不止者，则多死；脓疾溃者，则多生。或吐逆无度，饮食不时，皆痈疽之使然也。

种候万一一作多，端要凭详[⑤]。治疗之法，列在后篇。

论脚弱状候不同第四十二[⑥]

人之病脚气与气脚之为异，何也？谓人之喜怒忧思[⑦]、寒热邪毒之气，自内而注入于脚，则名气脚也；风寒暑湿邪毒之气，

① 发于皮毛者：据医统本、宽保本、周本，此下当有“肺之毒也”四字。

② 阙肝毒：赵本原注。

③ 虚：疑为繁体“膚”字形近之误。下“虚”字仿此。

④ 化血成蛊：医统本、宽保本作“化成血蛊”。瓒本“蛊”作“虫”。下仿此。

⑤ 种候万一，端要凭详：医统本、宽保本作“种候万端，要在凭详”。万一，瓒本作“万”。详，瓒本此下有“审”字。一作多：赵本原注。

⑥ 论脚弱状候不同：本篇论述脚气与气脚名称、病因、病机、证候、治法之异。

⑦ 谓：通“为”，因为。

从外而入于脚膝，渐传于内，则名脚气也。然内外皆以邪夺正，故使人病形颇相类例[①]。其于治疗，亦有上下先后也。故分别于其目[②]。若一揆而不察其由[③]，则无理致其瘳也[④]。

夫喜怒忧思、寒热邪毒之气，流入肢节，或注于脚膝，其状类诸风、历节、偏枯、痈肿之证，但入于脚膝，则谓之气脚也。若从外而入于足，从足而入脏者，乃谓之脚气也。气脚者，先治内而次治外；脚气者，先治外而次治内。实者利之，虚者益之。

又，人之病脚气多者何也？谓人之心肺二经起于手[⑤]，脾肾肝三经起于足。手则清邪中之[⑥]，足则浊邪中之。人身之苦者手足耳，而足则最重艰苦，故风寒暑湿之气多中于足，以此脚气之病多也。然而得之病者，从渐而生疾，但始萌而不悟，悟亦不晓。医家不为脚气[⑦]，将为别疾。治疗不明，因循至大[⑧]。身居危地，本从微起，浸成巨候[⑨]，流入脏腑，伤于四肢、头项、腹背也。而疾未甚，终不能知觉也。特因他而作[⑩]，或如伤寒，或如中暑，或腹背疼痛，或肢节不仁，或语言错乱，或精神昏昧，或时喘乏，或暴盲聋，或饮食不入，或脏腑不通，或挛急不遂，或舒缓不收，

---

① 类例：类似。

② 目：条目。

③ 一揆：一个尺度。

④ 致：获得。

⑤ 起于手：疑有脱文。《千金要方·卷七》："心肺二脏，经络所起，在手十指。"于，到达。

⑥ 清邪：谓雾露之邪。

⑦ 为：认为。

⑧ 因循：迁延、拖延。

⑨ 浸：逐渐。

⑩ 特：医统本、宽保本并作"时"。

或口眼牵搐，或手足颤掉[①]。种种多状，莫有达者[②]。故使愚俗束手受病，死无告陈。仁者见之，岂不伤哉！今述始末，略示后学，请深消息[③]。

至如醉入房中，饱眠露下，当风取凉，对月贪欢，沐浴未干而熟睡，房室才罢而冲轩[④]，久立于低湿，久伫于水涯[⑤]，冒雨而行，渎寒而寝[⑥]，劳伤汗出，食饮悲生，犯诸禁忌，因成疾矣。其于不正之气，中于上则害于头目，害于中则蛊于心腹[⑦]，形于下则灾于腰脚，及于旁则妨于肢节。千状万证，皆属于气脚。但起于脚膝，乃谓脚气也。

形候脉证[⑧]，亦在详明。其脉浮而弦者，起于风；濡而弱者，起于湿；洪而数者，起于热；迟而涩者，起于寒；滑而微者，起于虚；牢而坚者，起于实。在于上则由于上，在于下则由于下，在于中则生于中。结而因气，散则因忧，紧则因怒，细则因悲。

风者，汗之而愈；湿者，温之而愈；热者，解之而愈；寒者，熨之而愈。虚者补之，实者泻之；气者流之[⑨]，忧者宽之；怒者悦之，悲者和之。能通此者，乃谓之良医。

---

① 颤掉：震颤摇动。
② 达：明白。
③ 消息：斟酌。
④ 冲轩：对着窗户。冲，对着。轩，窗户。
⑤ 伫（zhù 住）：久立。水涯，水边。
⑥ 渎寒而寝：渎或通“窦”，谓在阴寒洞穴中就寝。
⑦ 蛊：害。
⑧ 证：宽保本作“理”，义长。
⑨ 气者：指气机郁滞者。

又，脚气之病，传于心肾则十死不治。入心则恍惚忘谬[①]，呕吐，食不入，眠不安宁，口眼不定，左手寸口手脉乍大乍小[②]、乍有乍无者是也。入肾则腰脚俱肿，小便不通，呻吟不绝，目额皆见黑色，气时上冲胸腹而喘，其左手尺中脉绝者是也。切宜详审矣！

论水肿脉证生死候第四十三[③]

人中百病，难疗者莫过于水也。水者，肾之制也；肾者，人之本也。肾气壮则水还于海[④]，肾气虚则水散于皮。又三焦壅塞，荣卫闭格，血气不从，虚实交变，水随气流，故为水病。有肿于头目者[⑤]，有肿于腰脚者，有肿于四肢者，有肿于双目者。有因嗽而发者，有因劳而生者，有因凝滞而起者，有因虚乏而成者，有因五脏而出者，有因六腑而来者。类目多种，而状各不同。所以难治者，由此百状，人难晓达，纵晓其端，则又苦人以娇恣不循理法[⑥]，触冒禁忌，弗能备矣。故人中水疾死者多矣。

---

① 忘谬：健忘、语误。《千金要方·卷七·风毒脚气》："或精神惛愦，或喜迷忘，语言错误。"

② 手："手"字疑衍，瓒本无。

③ 论水肿脉证生死候：本篇论述水肿病之病因、病机、脉候、类别及预后。

④ 海：宽保本作"肾"。一谓，海指玉海即膀胱。

⑤ 目：周本作"面"。

⑥ 娇：瓒本作"骄"，当是。

水有十名，具于篇末[①]：一曰青水，二曰赤水，三曰黄水，四曰白水，五曰黑水，六曰玄水[②]，七曰风水，八曰石水，九曰里水[③]，十曰气水。

青水者，其根起于肝，其状先从面肿，而渐行一身也。赤水者，其根起于心，其状先从胸肿起也。黄水者，其根起于脾，其状先从腹肿也。白水者，其根起于肺，其状先从脚肿而上气喘嗽也。黑水者，其根起于肾，其状先从足趺肿[④]。玄水者，其根起于胆，其状先从头面起，肿而至足者是也。风水者，其根起于胃，其状先从四肢起，腹满大而通身肿也[⑤]。石水者，其根在膀胱，其状起脐下而腹独大是也。里水者，其根在小肠，其状先从小腹胀而不肿[⑥]，渐渐而肿也又注云：一作小腹胀而暴肿也[⑦]。气水者，其根在大肠，其状乍来乍去，乍盛乍衰者是也。此良由上下不通[⑧]，关窍不利，气血痞格[⑨]，阴阳不调而致之也。其脉洪大者可治，微细者不可治也。

---

① 具：陈述。
② 玄水：《诸病源候论》卷二十一《十水候》作“悬水”。下同。
③ 里水：《诸病源候论》卷二十一《十水候》作“暴水”。下同。
④ 趺（fū 夫）：同“跗”。脚背。
⑤ 通身肿：《诸病源候论》卷二十一《十水候》作“目尽肿”。
⑥ 先从：瓒本作“先起脐”。义长。
⑦ 又注云：小字为赵本原注。
⑧ 良：的确。
⑨ 痞格：闭塞阻隔。

又，消渴之疾久不愈，令人患水气①。其水临时发散，归于五脏六腑，则生为病也。消渴者，因冒风冲热②，饥饱失节，饮酒过量，嗜欲伤频③，或饵金石④，久而积成，使之然也。

论诸淋及小便不利第四十四⑤

诸淋与小便不利者，皆由五脏不通，六腑不和，三焦痞涩，荣卫耗失，冒热饮酒，过醉入房⑥，竭散精神，劳伤气血，或因女色兴而败精不出⑦，或因迷宠不已而真髓多输⑧，或惊惶不次⑨，或思虑未宁，或饥饱过时，或奔驰才定⑩，或隐忍大小便，或发泄久兴，或寒入膀胱，或暑中胞囊。伤兹不慎⑪，致起斯疾。状候变异，名亦不同，则有冷、热、气、劳、膏、砂、虚、实之八种耳。

---

① 令：瓒本此上有“亦”字。义长。

② 冲：冒受。

③ 伤频：即频伤。

④ 饵：服用。

⑤ 论诸淋及小便不利：本篇论述冷淋、热淋、气淋、劳淋、膏淋、砂淋、虚淋、实淋之病因、病机及吉凶之征，同时，也论及小便不利诸候。

⑥ 过：瓒本作“遇”。

⑦ 兴：谓阳具勃起。

⑧ 迷宠不已：谓沉迷所宠女色而色欲过度。

⑨ 次：宽保本作“定”，当是。

⑩ 才：医统本、宽保本作“不”。当是。

⑪ 慎：此字不避孝宗庙讳，疑误。

冷淋者，小便数，色白如泔也。热淋者，小便涩而色赤如血也。气淋者，脐腹满闷，小便不通利而痛也。劳淋者，小便淋沥不绝，如水之滴漏而不断绝也。膏淋者，小便中出物如脂膏也。砂淋者，脐腹中隐痛，小便难，其痛不可忍，须臾从小便中下如砂石之类，有大者如皁子①，或赤或白一作黄②，色泽不定。此由肾气弱而贪于女色，房而不泄③，泄而不止，虚伤真气，邪热渐强，结聚而成砂。又如以水煮盐，火大水少，盐渐成石之类。谓肾者水也，咸归于肾，水消于下④，虚热日甚⑤，煎结而成。此非一时而作也，盖远久乃发，成即五岁，败即三年。壮人五载，祸必至矣，宜乎急攻。八淋之中，惟此最危。其脉盛大而实者可治，虚小而涩者不可治。虚者谓肾与膀胱俱虚，而精滑梦泄，小便不禁者也。实则谓经络闭涩⑥，水道不利，而茎痛腿酸者也。

又，诸淋之病⑦，与淋相从者活⑧，反者死凶⑨。治疗之际⑩，亦在详酌耳。

---

① 皁："皂"的异体字。
② 一作黄：赵本原注。
③ 房：谓行房事。
④ 消：宽保本作"流"。
⑤ 甚：瓒本作"盛"。
⑥ 涩：瓒本作"塞"。
⑦ 淋：医统本、宽保本作"脉"。疑是。
⑧ 活：瓒本作"治"。
⑨ 死：瓒本无。疑衍。
⑩ 际：瓒本作"法"。

论服饵得失第四十五[1]

石之与金[2]，有服饵得失者，盖以其宜与不宜也。或草或木，或金或石，或单方得力，或群队获功，或金石毒发而致毙，或草木势助而能全。

其验不一者何也？基本实者[3]，得宣通之性，必延其寿；基本虚者，得补益之情，必长其年。虚而过泻，实乃更增，千死其千，万殁其万，则决然也。

又，有年少之辈，富贵之人[4]，恃其药力，恣其酒欲，夸弄其术，暗使精神内捐，药力扶持，忽然疾作，何能救疗？如是之者，岂知灾从内发[5]，但恐药饵无征[6]，功实可叹哉！

其于久服方药，在审其宜。人药相合，效岂妄邪？假如脏不足则补其脏，腑有余则泻其腑；外实则理外，内虚则养内；上塞则引上，下塞则通下，中涩一作结则解中[7]；左病则治左，右病则治右。上、下、左、右、内、外、虚、实，各称其法，安有横夭

---

① 论服饵得失：本篇论述服食金石草木的利弊得失及长期服用之法则。服饵，服食。

② 石之与金：医统本、宽保本作“古之与今”。

③ 基：医统本作“其”。本：体质。

④ 贵：医统本、宽保本作“盛”。

⑤ 知：医统本、宽保本作“止”。

⑥ 征：医统本、宽保本、周本无。又瓒本“征”在“功”下，属下句读。

⑦ 一作结：赵本注。

者也[1]？故药无不效，病无不愈者，切务于谨察也。

辨三痞论并方第四十六[2]

金石草木，单服皆可以不死者，有验无验，在乎有志无志也。虽能久服[3]，而有其药热壅塞而不散，或上或下，或痞或涩[4]，各有其候，请速详明。用其此法[5]，免败其志，皆于寿矣。谨论候并方，且在后篇。

辨上痞候并方

上痞者，头眩目昏，面赤心悸，肢节痛，前后不仁，多痰，短气，惧火，喜寒。又，状若中风之类者，是也。宜用后方：

桑白皮阔一寸，长一尺　槟榔一枚　木通一尺，去皮。一本作一两　大黄三分，湿纸煨[6]　黄芩一分　泽泻二两

右剉为麄末[7]，水五升，熬取三升，取清汁，分二一本作三服。食后，临卧服。

① 横（hèng）夭：意外早死。
② 辨三痞论并方：本篇论述上痞、中痞、下痞的证候及服饵之方。
③ 虽：瓒本此上有“志士”二字。
④ 或涩：瓒本作“在中”。义长。
⑤ 其：周本作“具”。
⑥ 纸：瓒本此下有“裹”字。义长。
⑦ 麄：“粗”的异体字。

辨中痞并方[①]

中痞者，肠满[②]，四肢倦，行立艰难，食已呕吐，冒昧，减食或渴者，是也。宜用后方：

大黄一两。湿纸十重包裹，煨，令香熟，切作片子　槟榔一枚[③]　木香一分

右为末，生蜜为圆，如桐子[④]大。每服三十丸，生姜汤下。食后、日午，日进二服。未减，加之。效，即勿再服。附方：

桂五钱[⑤]。不见火　槟榔一个　黑牵牛四两。生，为末二两

右为末，蜜酒调二钱[⑥]，以利为度。

辨下痞候并方

下痞者，小便不利，脐下满硬，语言蹇滞，腰背疼痛，脚重不能行立者，是也。宜用后方：

瞿麦头子一两　官桂一分　甘遂三分　车前子一两，炒

右件为末，以獖猪肾一个[⑦]，去筋膜，薄批开，入药末二钱，匀糁[⑧]，湿纸裹，慢火煨熟，空心细嚼，温酒送下，以大利为度[⑨]。小便未利，脐腹未软，更服附方[⑩]：葱白一寸，去心，入硇砂末一钱，安葱心中，两头以线子系之。湿纸包煨熟，用冷醇酒

① 中痞：医统本、宽保本、周本下有"候"字，据上下文例当补。
② 肠：瓒本作"腹"。宽保本"肠"下有"胀"字。
③ 一：医统本作"二"。
④ 桐：宽保本此上有"梧"字。
⑤ 五钱：宽保本作"半两"。
⑥ 调：瓒本此下有"下"字。
⑦ 獖（fén 焚）猪：阉割过的猪。
⑧ 匀糁（sǎn 散）：均匀散洒。糁，本指细粒，此指洒上，用作动词。
⑨ 度：限度。
⑩ 附：医统本、宽保本并作"后"。

送下。空心服，以效为度。

论诸病治疗交错致于死候第四十七①

夫病宜，有宜汤者，有宜圆者②，有宜散者，有宜下者，有宜吐者，有宜汗者，有宜灸者，有宜针者，有宜补者，有宜按摩者，有宜导引者，有宜蒸熨者，有宜澡洗者③，有宜悦愉者，有宜和缓者，有宜水者，有宜火者。种种之法，岂能一也④？若非良善精博，难为取愈。其庸下识浅，乱投汤圆，下汗补吐，动使交错⑤，轻者令重，重者令死，举世皆然⑥。

且汤可以荡涤脏腑，开通经络，调品阴阳⑦，祛分邪恶，润泽枯朽，悦养皮肤，益充气力，扶助困竭，莫离于汤也。圆，可以逐风冷，破坚癥，消积聚，进饮食，舒荣卫，开关窍，缓缓然参合⑧，无出于圆也。散者，能祛风寒暑湿之气，摅寒湿秽毒之邪，发扬四肢之壅滞⑨，除剪五脏之结伏，开肠和胃，行脉通经，莫过于散也。下则疏豁闭塞，补则益助虚乏，灸则起阴通阳，针

---

① 论诸病治疗交错致于死候：本篇论述各种疾病，其治法各有宜与不宜，若此病用彼法，彼病用此法，交错使用，则往往使轻者加重，重者死亡。交错，互相错杂。

② 圆：即丸。

③ 澡：宽保本作“煖”。

④ 能：医统本、宽保本并作“惟”。

⑤ 动：常常。

⑥ 举：全。

⑦ 调品：调和。

⑧ 参合：谓与病相应合。

⑨ 发扬：宣散。

则行荣引卫，导引则可以逐客邪于关节，按摩则可以驱浮淫于肌肉。蒸熨辟冷，煖洗生阳[①]，悦愉爽神，和缓安气。

若实而不下，则使人心腹胀满，烦乱鼓肿。若虚而不补，则使人气血消散，精神耗亡，肌肉脱失，志意昏迷。可汗而不汗，则使人毛孔关塞[②]，闷绝而终。合吐而不吐[③]，则使人结胸上喘，水食不入而死。当灸而不灸，则使人冷气重凝，阴毒内聚，厥气上冲，分遂不散[④]，以致消灭。当针而不针，则使人荣卫不行，经络不利，邪渐胜真，冒昧而昏。宜导引而不导引，则使人邪侵关节，固结难通。宜按摩而不按摩，则使人淫随肌肉，久留不消。宜蒸熨而不蒸熨，则使人冷气潜伏，渐成痹厥。宜澡洗而不澡洗，则使人阳气上行[⑤]，阴邪相害。

不当下而下，则使人开肠荡胃，洞泄不禁。不当汗而汗，则使人肌肉消绝，津液枯耗。不当吐而吐，则使人心神烦乱，脏腑奔冲。不当灸而灸，则使人重伤经络，内蓄炎毒[⑥]，反害中和，致于不可救。不当针而针，则使人气血散失，机关细缩[⑦]。不当导引而导引，则使人真气劳败，邪气妄行。不当按摩而按摩，则使人肌肉膜胀，筋骨舒张。不当蒸熨而蒸熨，则使人阳气偏行[⑧]，

---

① 煖：瓒本作“澡”。
② 关：医统本、宽保本并作“闭”。
③ 合：应当。
④ 遂：瓒本作“逐”。当是。
⑤ 上：医统本、宽保本并作“不”。
⑥ 炎：医统本、宽保本作“痰”。
⑦ 关机：医统本、宽保本作“机关”。
⑧ 偏：“遍”的异体字。又，宽保本眉批云：“遍当作偏。”

阴气内聚。不当淋渫而淋渫[1]，则使人湿侵皮肤，热生肌体。不当悦愉而悦愉，则使人神失气消，精神不快。不当和缓而和缓，则使人气停意此下赵写本俱缺折[2]，健忘伤志。

大凡治疗，要合其宜。脉状病候，少陈于后。凡脉不紧数，则勿发其汗。脉不疾数，不可以下。心胸不闭，尺脉微弱，不可以吐。关节不急，荣卫不壅，不可以针。阴气不盛，阳气不衰，勿灸。内无客邪，勿导引。外无淫气，勿按摩。皮肤不痹，勿蒸熨。肌内不寒[3]，勿煖洗。神不凝迷，勿悦愉。气不急奔，勿和缓。顺此者生，逆此者死耳。脉病之法，备说在前。

论诊杂病必死候第四十八[4]

夫人生气健壮者，外色光华，内脉平调。五脏六腑之气消耗，则脉无所依，色无所泽，如是者百无一生。虽能饮食行立，而端然不悟[5]，不知死之逼矣[6]，实为痛□[7]！其大法列之于后。

---

① 淋渫（xiè 屑）：医统本、宽保本作“煖洗”。又瓒本眉批云：“按淋渫据上文当作澡洗。”

② 此下赵写本俱缺：孙星衍注文。

③ 内：医统本作“肉”，疑是。

④ 论诊杂病必死候：本篇论述各种杂病的危重证候及其脉象，故题为论诊杂病必死候。

⑤ 端然：全然。

⑥ 逼：接近。

⑦ □：医统本“□”作“也”。

病瞪目引水[①]，心下牢满，其脉濡而微者死。 论吐衄[②]，泻血，其脉浮大牢数者死。 病妄言，身热，手足冷，其脉细微者死。 病大洩不止[③]，其脉紧大而滑者死。 病头目痛，其脉涩短者死。 病腹中痛，其脉浮大而长者死。 病腹痛而喘，其脉滑而利，数而紧者死。 病四逆者[④]，其脉浮大而短者死。 病耳无闻，其脉浮大而涩者死。 病脑痛，其脉缓而大者死。 左痛右痛[⑤]，上痛下痛者死。 下痛而脉病者死[⑥]。 病厥逆，呼之不应，脉绝者死。 病人脉宜大，反小者死。 肥人脉细欲绝者死。 瘦人脉躁者死。 人脉本滑利，而反涩者死。 人脉本长，而反短者死。 人尺脉上应寸口太迟者死。 温病，三四日未汗，脉太疾者死。 温病，脉细微而往来不快，胸中闭者死。 温病，发热甚，脉反小死者死[⑦]。 病甚，脉往来不调者死。 温病，腹中痛，下痢者死。 温病，汗不出，出不至足者死。 病疟，腰脊强急、瘈疭者死。 病心腹胀满、痛不止，脉坚大洪者死。

痢血不止，身热，脉数者死。 病腹满，四逆，脉长者死。 热病七八日，汗当出反不出，脉绝者死。 热病七八日，不汗，躁狂，口舌焦黑，脉反细弱者死。 热病，未汗出，而脉大盛者

---

① 引水：引饮。

② 论：瓒本、医统本、宽保本作“病”。当是。

③ 洩：“泄”的异体字。

④ 四逆：四肢厥逆。

⑤ 痛：医统本作“病”，义长。《脉经·卷五》作：“左有病而右痛，右有病而左痛，下有病而上痛，上有病而下痛，此为逆，逆者死，不可治。”可参。下句“上痛”之“痛”亦当作“病”。

⑥ 下痛：疑为“不病”二字之误。《脉经·卷五》作：“脉病人不病者死。”可参。

⑦ 小死者死：医统本作“细小者死”。“小”下之“死”当为衍文。医统本、宽保本无。

死。　热病，汗出而脉未尽[①]，往来转大者死。　病咳嗽，脉数身瘦者死。　暴咳嗽，脉散者死。　病咳，形肥，脉急甚者死。　病嗽而呕，便滑不禁，脉弦欲绝者死。　病诸嗽喘，脉沉而浮者死[②]。　病上气，脉数者死。　病肌热，形瘦，脱肛，热不去，脉甚紧急者死。　病肠癖，转筋，脉极数者死。　病中风，痿疾不仁[③]，脉紧急者死。　病上喘气急，四匝脉涩者死[④]。　病寒热，瘈疭[⑤]，脉大者死。　病金疮血不止，脉大者死。　病坠损内伤，脉小弱者死。　病伤寒，身热甚，脉反小者死。　病厥逆，汗出，脉虚而缓者死。　病洞泄，不下食，脉急者死。　病肠澼，下白脓者死。　病肠澼，下脓血，脉悬绝者死。　病肠澼，下脓血，身有寒，脉绝者死。　病咳嗽，脉沉坚者死[⑥]。　病肠中有积聚，脉虚弱者死。　病水气，脉微而小者死。　病水胀如鼓，脉虚小涩者死。　病泄注，脉浮大而滑者死[⑦]。　病内外俱虚，卧不得安，身冷，脉细微，呕而不入食者死。　病冷气上攻，脉逆而涩者死。　卒死[⑧]，脉坚而细微者死。　热病三五日[⑨]，头

---

① 尽：医统本作“静”，义长。《脉经·卷四》作“热病已得汗，脉静安者生，脉躁者难治。”可参。

② 浮：疑为“伏”字之误。按“沉”、“浮”二脉不能兼见。《脉经》卷四第七、《千金方》卷二十八第十五并云：“脉沉紧者死，浮直者生；浮软者生，小沉伏匿者死。”可参。

③ 疾：瓒本、医统本作“躄”，宽保本作“厥”。可参。

④ 四匝（zā 咂）：医统本作“四肢寒”。义长。

⑤ 金疮：即金创。指刀剑所伤。

⑥ 坚：《脉经》卷四第七、《千金方》卷二十八第十五并作“紧”。

⑦ 滑：《脉经》卷四第七、《千金方》卷二十八第十五并作“数”。

⑧ 卒：通“猝”。

⑨ 三五日：《脉经》卷四第七、《千金方》卷二十八第十五并作“二三日”。

痛，身热，食如故，脉直而疾者，八日死。　久病，脉实者死。又虚缓，虚微，虚滑，弦急者死。　卒病，脉弦而数者死。

凡此凶脉，十死十，百死百，不可治也。

察声色形证决死法第四十九[①]

凡人五脏六腑，荣卫关窍，宜平生气血顺度，循环无终，是为不病之本。若有缺绝，则祸必来矣。要在临病之时，存神内想[②]，息气内观，心不妄视[③]，著意精察，方能通神明[④]，探幽微，断死决生，千无一误。死之证兆，具之于后。

黑色起于耳目鼻上，渐入于口者死。　赤色见于耳目额者[⑤]，五日死。　黑白色入口鼻目中者，五日死。　黑或如马肝色[⑥]，望之如青，近则如黑者死。　张口如鱼，出气不反者死[⑦]。　循摸衣缝者死。　妄语错乱及不能语者死；热病即不死。　尸臭不可近者死。　面目直视者死。　肩息者[⑧]，一日死。　面青人中

① 察声色形证决死法：本篇论述根据病人声音、色泽、形态、气味决断五十余种病危将绝重证生死的方法。

② 存神内想：集中精神，潜心思考。

③ 息气内观：平静心气，目不旁视。

④ 通神明：通晓高深的道理。

⑤ 见（xiàn 现）：同“现”。古今字。额：《脉经》卷五第四、《千金方》卷二十八第十并作“颧颊”。

⑥ 黑：“黑”字疑误。《脉经》卷五第四、《千金方》卷二十八第十并作“面”。

⑦ 反：同“返”。古今字。

⑧ 肩息：谓呼吸之时张口抬肩。

反者[①]，三日死。　面无光，牙齿黑者死。　面青目黑者死。　面白目黑者，十日死。　面赤眼黄，即时死。　面黑目白者，八日死[②]。　面青目黄者，五日死。　眉系倾者，七日死。　齿忽黑色者，三十日死[③]。　发直者，十五日死。　遗尿不觉者[④]，五六日死。　唇口乍干黑者死。　爪甲青黑色死。　头目久痛，卒视不明者死[⑤]。　舌卷卵缩者死。　面黑直视者死。　面青目白者死。　面黄目白者死[⑥]。　面目俱白者死。　面目青黑者死。　面青、唇黑者死。　发如麻，喜怒不调者死。　发肩如冲起者死[⑦]。　面色黑，胁满不能反侧者死。　面色苍黑，卒肿者死。　掌肿无纹，脐肿出，囊茎俱肿者死。　手足爪甲肉黑色者死。　汗出不流者死。　唇反人中满者死[⑧]。　阴阳俱绝，目匡陷者死[⑨]。　五脏内外绝，神气不守，其声嘶者死。　阳绝阴结，精神恍惚，撮空裂衣者死。　阴阳俱闭，失音者死。　荣卫耗散[⑩]，面目浮肿者死。　心绝于肾[⑪]，肩息，回眄[⑫]，目直者，一日死。

---

① 面：《脉经》卷五第四、《千金方》卷二十八第十并作“唇”。

② 八：医统本作“十”。

③ 三十日：《脉经》卷五第四、《千金方》卷二十八第十并作“十三日”。

④ 尿：《脉经》卷五第四、《千金方》卷二十八第十并作“屎”。

⑤ 卒：通“猝”。

⑥ 面黄目白者死：《脉经》卷五第四、《千金方》卷二十八第十“死”作“不死”，“死”下有“白如枯骨死”五字。

⑦ 肩：周本作“眉”，当是。

⑧ 反：翻。

⑨ 匡：通“眶”。

⑩ 荣：通“营”。

⑪ 于肾：疑衍。

⑫ 回眄（miǎn 免）：回视。

肺绝则气去不反[1]，口如鱼口者，三日死。　骨绝，腰脊痛，肾中重，不可反侧[2]，足膝后平者，五日死。　肾绝，大便赤涩，下血，耳干，脚浮，舌肿者，六日死；又曰，足肿者九日死。　脾绝，口冷，足肿，胀泄不觉者，十二日死。　筋绝，魂惊，虚恐，手足爪甲青，呼骂不休者，八九日死。　肝绝，汗出如水，恐惧不安，伏卧，目直面青者，八日死；又曰，即时死。　胃绝，齿落，面黄者，七日死[3]；又曰，十日死。

凡此察听之，更须详酌者矣。

华氏中藏经卷中终

---

① 去：周本作“出”，与《千金方》卷二十八第十一合。

② 骨绝句：《脉经》卷四第三、《千金方》卷二十八第十一并云：“胃绝，五日死。脊痛，腰中重，不可反覆。”

③ 胃绝齿落面黄者七日死：《脉经》卷四及《千金要方》卷二十八均作“病人骨绝，齿黄落，十日死”，可参。

华氏中藏经　卷下

赐进士及第授通奉大夫署山东布政使督粮道孙星衍校

疗诸病药方六十道①

万应圆②

甘遂三两　芫花三两③　大戟三两④　大黄三两⑤　三棱三两　巴豆二两，和皮⑥　干漆二两，炒　蓬术⑦二两　当归五两⑧　桑皮二两　硼砂三两⑨　泽泻八两⑩　山栀仁二两　槟榔一两⑪　木通一两　雷丸一两　诃子一两

① 六十：按：原本方六十道，据楼钥小字注文，楼氏始将陆本中卷治丁方八道移此篇末，故实为六十八道。

② 万应圆：医统本、宽保本、徐本并作“曼应圆”。圆：同“丸”。

③ 三：赵本作“二”。

④ 三：赵本、医统本作“二”。

⑤ 两：医统本、宽保本此下有“煨”字。

⑥ 和皮：医统本作“去皮”，义长。

⑦ 蓬术：医统本、宽保本作“蓬莪茂”。

⑧ 五：赵本作“三”。

⑨ 硼：赵本作“礀”；宽保本作“硇”。三：赵本作“二”。

⑩ 八：赵本、医统本作“二”。

⑪ 一：赵本作“二”。

黑牵牛五两[①]　五灵脂五两　皂角七定，去皮弦[②]

右件二十味，剉碎[③]，洗净，入米醋二斗[④]，浸三日，入银器或石器内慢火熬[⑤]，令醋尽。焙干焦，再炒黄黑色，存性。入后药：

木香一两　丁香一两　肉桂一两，去皮肉豆一两[⑥]　白术一两[⑦]　黄芪一两[⑧]　没药一两　附子一两，炮去皮脐[⑨]　茯苓一两[⑩]　赤芍药一两[⑪]　川芎二两　牡丹皮二两[⑫]　白牵牛二两　干姜二两　陈皮二两　芸台二两，炒　地黄三两[⑬]　鳖甲三两，醋炙　青皮三两　南星二两，浆水煮软，切，焙

右二十味，通前共四十味，同杵，罗为末，醋煮，面糊为丸，如绿豆大。用度谨具如左[⑭]。合时须在一净室中，先严洁斋心，涤虑焚香，精诚恳诸方圣者以助药力，尤效速也。

结胸伤寒，用油浆水下七圆，当逐下恶物。如人行二十里未动再服[⑮]。多年积结、殗食[⑯]、癥块，临卧水下三圆至五圆。每夜服之，病即止。如记得因伤物作积，即随所伤物下七圆小儿、妊

---

① 五：赵本作“三”。
② 定：同“锭”。药物量词。
③ 剉（cuò 措）：切削。
④ 斗：医统本、宽保本作“升”。
⑤ 银：赵本作“金”。石：赵本作“银”。
⑥ 肉豆：医统本、宽保本下有“蔻”。
⑦ 一：赵本作“二”。
⑧ 一：赵本作“四”。
⑨ 炮去皮脐：赵本无此四字。炮：医统本、宽保本“炮”下有“裂”字。
⑩ 茯苓一两：赵本作“人参三两”。茯苓：医统本、宽保本作“赤茯苓”。
⑪ 一：赵本作“二”。
⑫ 二：赵本作“一”。
⑬ 地黄：医统本、宽保本作“熟地黄酒浸一宿”。
⑭ 左：犹“下”。
⑮ 再服：赵本、孙本原作小字注文，据文义当为大字正文。
⑯ 殗（yè 夜）食：停积很久的陈腐宿食。

妇、老人勿服[①]。水气，通身肿黄者，茯苓汤下五丸，日二服，水消为度。如要消酒、进食，生姜汤下一丸。　食后腹中一切痛，醋汤下七丸。　膈气噎病，丁香汤下三丸夜一服[②]。　因伤盛劳[③]，鳖甲汤下七丸日三服。渐安，减服[④]。　小肠痃癖气[⑤]，茴香汤下三丸。　大小便不通，蜜汤下五丸未通，加至七丸[⑥]。九种心痛，茱萸汤下五丸立止[⑦]。　尸注走痛，木瓜汤下三丸。　脚气，石楠汤下五丸每日食前服[⑧]。　卒死气未绝，小便化七丸，灌之立活。产后血不行，当归酒下三丸。　血晕、血迷、血蛊、血痢、血胀、血刺、血块、血积、血癥、血瘕，并用当归酒下二丸，逐日服。　难产、横倒，榆白皮汤下二丸。　胎衣不下，烧称鎚通红[⑨]，以酒淬之，带热下二丸。惟孕妇患不可服，产急难，方可服之。　脾泻血痢，干姜汤下一丸。　赤白痢，甘草干姜汤下一丸。赤痢，甘草汤下一丸。　白痢，干姜汤下一丸。　胃冷吐逆，并反胃吐食，丁香汤下二丸。　卒心腹痛不可忍者，热醋盐汤下三丸。　如常[⑩]，服一丸。临卧，茶清下[⑪]。　五烂疾[⑫]，牛乳下一

① 小儿、妊妇、老人勿服：赵本原注。
② 夜一服：赵本原注。
③ 盛：据赵本，当作“成”。
④ 七：赵本作“二”。小字为赵本原注。
⑤ 痃癖：古病名。证见脐腹及胁肋下有积块。
⑥ 未通句：赵本原注。
⑦ 立止：赵本原注。
⑧ 每日食前服：赵本原注。
⑨ 鎚：“锤”异本字。
⑩ 如常：谓平常不病之时。
⑪ 茶清下：谓用清茶送下。
⑫ 烂：赵本作“痢”，疑是。

丸每日二服[①]。如发疟时，童子小便，酒下十丸，化开灌之，吐利即愈，其效如神。

疗万病六神丹

雄黄一两，研　矾石一两，烧[②]　巴豆一两，去皮　附子一两，炮　藜芦三两　朱砂二两[③]。一两别研，一两为衣[④]

右为末，炼蜜为圆如小豆大，一等作黍米大。男子百疾，以饮服二丸。小儿量度与小者服[⑤]，得利即差[⑥]。

安息香圆　治传尸，肺痿，骨蒸，鬼疰[⑦]，卒心腹疼，霍乱吐泻，时气，瘴疟，五利，血闭，痃癖，丁肿[⑧]，惊邪诸疾。

安息香　木香　麝香　犀角　沉香　丁香　檀香　香附子　诃子　朱砂　白术　荜拨已上各一两　乳香　龙脑　苏合香已上各半两

右为末，炼蜜成剂，杵一千下，圆如桐子大[⑨]，新汲水化下四圆。老幼皆一圆。以绛囊子盛一圆，弹子大，悬衣，辟邪毒魍

---

① 每日二服：赵本原注。

② 矾：赵本作“礜”。

③ 两：赵本作“斤”。疑误。

④ 一两别研，一两为衣：此为孙本注。赵本作“以砂铺器底，将药隔开，微火炙之，三日配药，为末，带黄即换”。

⑤ 与：给予。

⑥ 差：同“瘥”。古今字。病愈。

⑦ 鬼疰（zhù 住）：古病名。《太平圣惠方》卷五十六：“人先天地痛，忽被鬼邪所击，当时心腹刺痛，或闷绝倒地，如中恶之类。其得差之后，余气不歇，停住积久，有时发动，连滞停住，乃至于死。死后注易傍人，故谓之鬼疰也。”

⑧ 丁：同“疔”。古今字。

⑨ 圆：同“丸”。此作动词，做成丸形。桐子：梧桐子。

魉甚妙[1]，合时，忌鸡、犬、妇人见之。

明月丹　治传尸劳。

雄黄半两　兔粪二两　轻粉一两[2]　木香半两　天灵盖一两，炙　鳖甲一个，大者去裙烂[3]，醋炙焦黄

右为末，醇酒一大升，大黄一两[4]，熬膏，入前药末，为圆如弹子大，朱砂为衣。如是传尸劳，肌瘦面黄，呕吐血，咳嗽不定者是也。先烧安息香，令烟起[5]，吸之不嗽者，非传尸也，不可用此药。若吸烟入口，咳嗽不能禁止者，乃传尸也，宜用此药。五更初，勿令人知，以童子小便与醇酒共一盏，化一圆服之。如人行二十里[6]，上吐出虫[7]，其状若灯心而细，长及寸，或如烂李，又如虾蟆，状各不同。如未效，次日再服，以应为度[8]。仍须初得，血气未尽、精神未乱者可用之。

地黄煎　解劳，生肌肉，进食，活血养气[9]。

生地黄汁五升　生杏仁汁一升[10]　薄荷汁一升　生藕汁一升　鹅梨

---

① 辟：同“避”。古今字。魍魉（wǎng liǎng 网两）：传说中的鬼怪。

② 两：赵本、医统本、宽保本作“分”。

③ 烂：据赵本当作“襕”。襕，边。

④ 一：医统本、宽保本作“半”。

⑤ 起：医统本、宽保本并作“尽”。

⑥ 如人行二十里：谓如人行二十里长的时间（约二小时）。

⑦ 上：医统本、宽保本作“当”。义长。

⑧ 度：限度。

⑨ 气：医统本、宽保本作“心”。义长。

⑩ 杏仁：赵本作“人参”，可参。一升：医统本、宽保本作“五升”。下“薄荷汁一升”、“生藕汁一升”、“鹅梨汁一升”、“生姜汁一升”都作“五升”。

汁一升　法酒二升　白蜜四两　生姜汁一升

已上。同于银、石器中，慢火熬成膏，却入后药①：

柴胡四两，去芦，焙②　木香四两③　人参二两④　白茯苓二两⑤　山药二两　柏子仁二两⑥　远志二两，去心　白术二两　桔梗二两⑦　枳实二两，麸炒⑧　秦艽三两，去芦⑨　麝香二钱，另研⑩　熟地黄四两⑪

右末，入前药膏中和，再入臼中，杵三、二千下，圆如桐子大。每服食药⑫，用甘草汤下二十圆。食后，日三服。安，即住服。

起蒸中央汤

黄连五两

右㕮咀⑬，以醇酒二斗，同熬成膏。每夜以好酒化下弹子大一圆，汗出为度。仍服补药射脐圆⑭。

---

① 却：然后。

② 四：医统本、宽保本作“三”。

③ 四：赵本作“三”，医统本、宽保本作“二”。

④ 人参：赵本作“沙参”。二：医统本、宽保本作“一”。

⑤ 二：医统本、宽保本作“一”。下“山药二两”、“柏子仁二两”、“远志二两”、“白术二两”皆作“一两”。

⑥ 二两：医统本、宽保本此下并有“微炒另研”四字。

⑦ 二：医统本、宽保本作“四”。

⑧ 枳实二两，麸炒：医统本、宽保本作“枳壳各一两，浸去穰，切面（炒）黄”。

⑨ 三：医统本、宽保本作“二”。

⑩ 二钱：医统本、宽保本作“半两”。

⑪ 四两：此下医统本、宽保本并有“酒浸一宿，切焙”六字。

⑫ 食：周本作“此”，义长。

⑬ 㕮咀（fǔ jǔ 斧举）：古以口咬细如麻豆大，称㕮咀。后以刀切细，亦如是称。

⑭ 射脐：即麝香壳。为麝香腺囊取出之后，剩下之脐部皮脂所结之壳。射，赵本作“麝”。

补药射脐圆

射一枚，烧灰[①]　地黄洗　地骨皮　山药　柴胡各一两　白术□□[②]　活鳖一个，重二斤者佳[③]

右将鳖入醇酒一方[④]，煮令烂熟，研细；入汁，再熬膏；入末，圆如桐子大。酒服二十圆，日二、夜一。蒸，谓骨蒸也。气血相抟[⑤]，久而瘦弱，遂成劳伤、肉消、毛落、妄血、喘咳者[⑥]，是也。宜以前法治之。

太上延年万胜追魂散[⑦]

人参去芦[⑧]　柴胡去苗[⑨]　杏仁去皮尖[⑩]　天灵盖炙，各一两　蜀椒一分[⑪]　桃柳心一小握

右为末，童子小便一升，末一两，垍瓶中煎[⑫]，令熟。空心，日午各进一服。经五日效。

醉仙丹　主偏枯不遂，皮肤不仁。

---

① 射：当作“麝脐”。赵本作“麝”。
② □□：据赵本，当作“二两”。
③ 佳：赵本此下有“人参二两”四字。
④ 方：疑为“升”字之误。
⑤ 抟（tuán 团）：聚结。
⑥ 妄：疑为“亡”字之误。
⑦ 追魂散：宽保本此下有“治劳瘦垂死方”六字。
⑧ 去芦：赵本此下有“四两”二字。
⑨ 去苗：赵本此下有“二两”二字。
⑩ 去皮尖：赵本此下有“一两”二字。
⑪ 一分：赵本作“二分”。宽保本此下有“去目微炒出汗”六字。
⑫ 垍（jì 季）瓶：陶土瓶。

麻黄一升[1]，去节，水煮，去沫，焙干，作末　南星七个，大者[2]　大附子三个，黑者[3]　地龙七条，去土

右除麻黄外，先末之。次将麻黄末，用醇酒一方熬成膏[4]，入末[5]，圆如弹子大。每服食后[6]、临睡，酒化一圆，汗出为度。偏枯不遂，皮肤不仁[7]，皆由五藏气虚，风寒暑湿之邪蓄积于中，久而不散，乃成疾焉。以前法主之。

灵乌丹　治一切冷疾、疼痛、麻痹、风气。

川乌一斤。河水浸七日，换水浸。去皮尖，切片，干之　牛膝二两。酒浸，焙　何首乌四两。制如川乌法

右为末，炼蜜圆如桐子大，朱砂为衣。空心，酒下七圆，渐加至十圆。病已即止。

扁鹊玉壶丹　驻颜补煖[8]，袪万痛[9]。

硫黄一斤。以桑灰淋浓汁五斗，煮硫黄令伏，以火煅之，研如粉。掘一地坑子，深二寸

---

① 升：赵本作“斤”，医统本作“两”。
② 大者：医统本、宽保本作“炮去皮”。
③ 大：医统本、宽保本作“黑”。黑者：医统本、宽保本作“去皮”。
④ 方：医统本、宽保本并作“升”。
⑤ 入末：医统本、宽保本作“入前末”。
⑥ 服：医统本、宽保本并作“日”。
⑦ 不仁：医统本、宽保本下有“者”字。
⑧ 煖：同“暖”。异体字。
⑨ 痛：赵本作“病”。

许①，投水在里，候水清②，取调硫黄末，稀稠得所③。磁器中煎干。用镦一个④，上傅以砂⑤，砂上铺纸，镦下以火煅热，即取硫黄滴其上，自然色如玉矣⑥

右以新炊饮为丸，如麻子大。空心，食前，酒下十圆。

葛玄真人百补高宗庙讳精圆⑦

熟地黄四两⑧　山药二两　五味子六两　苁蓉三两，酒浸一宿⑨　牛膝二两，酒浸⑩　山茱萸一两　泽泻一两　茯苓一两，去皮⑪　远志一两，去心　巴戟天一两，去心　赤石脂一两　石膏一两⑫　柏子仁一两，炒⑬　杜仲三两，去皮，剉碎，慢火炒，令丝断

右为末，炼蜜圆如桐子大。空心、温酒下二十圆，男子妇人皆可服。

---

①　许：左右。

②　候：等待。

③　得所：合宜。

④　镦：同“鏊（ào 傲）”，异体字。一种烙饼用的平底锅。

⑤　傅：铺。

⑥　硫黄……自然色如玉矣：赵本此方组成差异甚大，录之如下，以供参考：硫黄一斤。桑皮灰三石五斗，淋汁煮七次，汁尽为度。人参三斤，去芦，煎汁，制黄，候黄如粉白，再人参汁。朱砂五斤，碾细，入镦内。上铺纸，下以微火炙之。候热，将黄和水，不干不湿，滴纸上，半煮，香，即白如粉。将参汁煮黄，以汁尽为度，晒干为末。

⑦　高宗庙讳：即南宋皇帝高宗赵构，此处避“构”字。医统本、宽保本、徐本并作“交”。

⑧　两：医统本、宽保本此下有“酒浸一宿，切，焙干，称”八字。

⑨　三：医统本、宽保本作“二”。酒浸一宿：医统本、宽保本“宿”下并有“焙干，称”三字。

⑩　二：赵本作“三”。酒浸：医统本、宽保本作“去芦剉寸，酒浸一宿，焙干”。

⑪　一：赵本作“二”。

⑫　两：医统本、宽保本此下有“火烧令赤，出火毒”七字。

⑬　两：医统本、宽保本此下有“微炒另研”。

涩精金锁丹

韭子一斤，酒浸三宿，滤出焙干，杵为末①

右用酒糊为圆，如桐子大，朱砂为衣。空心，酒下二十圆。

疗百疾延寿酒

黄精四斤　天门冬三斤　松叶六斤　苍术四斤　枸杞子五升②

右以水三硕③，煮一日，取汁，如酿法成④。空心，任意饮之。

交藤圆　驻颜长算⑤，祛百疾。

交藤根一斤，紫色者。河水浸七日，竹刀刮去皮，晒干⑥　茯苓五两　牛膝二两⑦

右为末，炼蜜，搜成剂⑧，杵一万下，圆如桐子大，纸袋盛之。酒下三十圆，空心服。久服延寿，忌猪羊肉⑨。

天仙圆⑩　补男子妇人虚乏。

---

① 末：赵本此下有“料豆半斗酒浸”六字。

② 黄精……五升：升，医统本、宽保本作“斤”。赵本此方组成大为不同，录之如下：枸杞四斤，天门冬三斤，松叶六斤。无“黄精”、“苍术”二药。

③ 硕：通“石（dàn 担）”。十斗为石。

④ 如酿法成：医统本、宽保本并作“如酿酒法”。

⑤ 长算：长命，长寿。算，寿数。

⑥ 交藤根……晒干：医统本、宽保本并作“何首乌即交藤根也，用一斤赤白者”。

⑦ 牛膝二两：赵本无。

⑧ 搜：揉合。

⑨ 忌：医统本、宽保本此下有“食”字，疑是。肉：医统本、宽保本作“血”。

⑩ 天仙圆：按：天仙圆赵本无五灵脂，且天仙子为十两，其药性苦温，有大毒，无补虚之功用，与主治相违背，临证当慎用。

天仙子　五灵脂各五两①

右炒，令焦黑色，杵末，以酒糊为圆，如绿豆大。食前，酒服十五圆。

左慈真人陆本无此上四字，作善养②千金地黄煎

生地黄一秤，取汁，于石器中熬成膏，入熟干地黄末，看硬软剂，杵千下③

右圆如桐子大，每服二十圆，空心服，久服断欲，神仙不死。

取积聚方

轻粉　粉霜　朱砂各半两　巴豆霜二钱半④

右同研匀，炼蜜作剂，旋圆如麻子大，生姜汤下三圆。量虚实加减⑤。

治癥瘕方

大黄湿纸裹，煨　三棱湿纸裹，煨热，剉　硼砂⑥研　干漆炒，令烟尽　巴豆去皮，出油

已上各一两⑦，为末，醋一方⑧，熬成膏，入后药：

---

① 五灵脂各五两：赵本“天仙子”用“十两”，无“五灵脂”。

② 陆本句：此行小字为赵本原注。

③ 于石器中……杵千下：医统本、宽保本作“熬入熟地黄末，酒圆，下二十圆”。

④ 巴豆霜二钱半：赵本无。

⑤ 加减：赵本此下有“服之”二字。

⑥ 硼：赵本作“硇”。医统本、宽保本作“硇”。

⑦ 已：通“以”。

⑧ 方：医统本、宽保本并作“升”。

木香 丁香 枳实麸炒，去穰[①] 桂心各一两[②]

右为末，入前项膏子和成剂，杵千下，为圆如绿豆大。饮服三五圆，食后服[③]。

通气阿魏圆 治诸气不通，胸背痛，结塞闷乱者，悉主之。

阿魏二两 沉香一两 桂心半两 牵牛末二两[④]

右先用醇酒一升，熬阿魏成膏，入药末为圆樱桃大，朱砂为衣。酒化一圆[⑤]。

治尸厥卒痛方 尸厥者，谓忽如醉状，肢厥而不省人事也。卒痛者，谓心腹之间，或左右胁下，痛不可忍，俗谓鬼箭者是。

雄黄二两，研 朱砂二两，研

右二味，再同研匀，用大蒜一头，湿纸裹，煨，去纸，杵为圆，樱桃大。每服一圆，热酒化下。

鬼哭丹 主腹中诸痛，气血凝滞，饮食未消，阴阳痞隔，寒热相乘[⑥]，抟而为痛[⑦]，宜以此方主之。

川乌十四个，生 朱砂一两 乳香一分

---

① 枳实：医统本、宽保本作“枳壳”。麸炒去穰：医统本、宽保本作“去穰，切，盐炒黄”。

② 桂心各一两：赵本无此五字；医统本、宽保本并作“官桂半两”。

③ 饮……服：宽保本作“米汤下三圆”。

④ 牵牛末二两：医统本、宽保本并作“黑牵牛一两炒”。二：赵本作“一”。

⑤ 酒化一圆：宽保本作“一圆，酒化下。诸气不通，胸背痛结，闷乱宜”。

⑥ 相乘：相加。

⑦ 抟（tuán 团）：结聚。

右为末，以醋一盏，五灵脂末一两，煮糊和圆如桐子大，朱砂为衣。酒下七圆，男子温酒下，女人醋汤下。

治心痛不可忍者[①]

木香　蓬术各一两　干漆一分，炒[②]

右为末。每服一钱，热醋汤调下，入口立止。

取长虫兼治心痛方

大枣廿一个，去核　绿矾一两，作二十一块，子填枣中，面裹烧红，去面[③]　雷丸七个　轻粉一钱[④]　木香一钱　丁香一钱　水银半两。入铅半两，溶成砂子[⑤]

右为末，取牛肉二两，车脂一两[⑥]，与肉同剉，令烂。米醋一升煮肉，令成膏，入药同熬，硬软得所，入臼中，杵三、二千下。圆如酸枣大。圆时先以绯线一条[⑦]，圆在药中，留二尺许作系。如有长虫者，五更初，油浆水吞下一圆，存线头勿令吞尽。候少顷，心中痛，线动，即急拽线[⑧]，令药出，则和虫出。若心气痛不可忍者，热醋汤化下一圆，立止。

---

① 心痛：医统本、宽保本并作“心脾卒通”。
② 炒：医统本、宽保本此下有“至烟尽”三字。
③ 十：医统本、宽保本作“钱”，疑是。
④ 轻粉一钱：赵本此下有“雄黄一分”四字。
⑤ 水银……砂子：赵本无。
⑥ 车脂：车轴之润滑油。
⑦ 绯（fēi 非）线：大红色的线。
⑧ 拽（zhuài）：用力拉。

治虫毒方

水银　蜜陀僧　黄丹　轻粉　大黄　丁香　诃子　雄雀粪各一两

右为末。每服二钱，用面半两，共水和成油饼食之。又法，作碁子①，入浆水，煮热食之②。

破棺丹　治阴厥，面目俱青，心下硬，四肢冷，脉细欲绝者。

硫黄一两。无灰酒煮三日三夜。如耗，旋添暖酒③。日足取出，研为末　丹砂一两，研匀细

右以酒煮糊为圆，如鸡头大④。有此病者，先于净室中，勿令人知，度病人长短⑤，掘一地坑子，深一尺以来⑥，用苜蓿火烧⑦，令坑子极热，以醋五升沃，令气出，内铺衣被盖坑，以酒化下一丸，与病人服之。后令病人卧坑内，盖覆，少时汗出，即扶病者，令出无风处，盖覆。令病人四肢温，心下软，即渐去衣被，令通风。然后看虚实调补。

再生圆　起厥死犹暖者。

巴豆一两，去皮，研　朱砂一两，细研　麝香半两，研　川乌尖十四个，为末　大黄一两，炒，取末⑧

---

① 碁：同“棋”。异体字。
② 热：赵本作“熟”。当是。
③ 旋：随即。
④ 鸡头：即芡实。
⑤ 度（duó 夺）：揣摩。
⑥ 以来：左右。
⑦ 用目蓿：医统本、宽保本并作“入粟秆”。
⑧ 川乌尖……取末：赵本无此十五字。

右件，再同研匀，炼蜜和元如桐子大。每服三圆，水化下，折齿灌之①，立活。

亦疗关膈结胸，极效。

救生圆 治卒死②。

大黄四两③ 轻粉半两 朱砂一两④ 雄黄一分 巴豆七个。去皮，细研，取霜⑤

右为末，以鲲胆汁和圆⑥，如鸡头大。童子小便化开一圆，斡开口灌之⑦。内大葱一寸许入鼻中⑧，如人行五七里，当吐出涎，即活。

治脾厥吐泻霍乱

黑附子炮，去皮脐，八破 干姜炮⑨ 甘草炙 肉荳各一两。印本无此一味，有豉等分⑩

右为末。水半升，末四钱印本作二钱⑪，枣七个，姜一分印本作一钱

---

① 折齿：谓撬开牙齿。

② 救生圆治卒死：医统本、宽保本作“起卒死救生丹”。且此下有“此方不可服”五字。宽保本有眉批云：“服上疑脱久字。”

③ 四两：医统本、宽保本作“半两，湿纸裹煨”。

④ 两：医统本、宽保本作“分”。

⑤ 巴豆……细研取霜：赵本无此十字。医统本、宽保本“细研取霜”四字作“出油”。

⑥ 鲲：宽保本作“鲳”。又眉批云：“鲳当作鲫。”疑是。

⑦ 斡（wò 卧）：旋转。斡，医统本、宽保本并作“擀”。

⑧ 内：同“纳”，古今字，放入。

⑨ 干姜炮：宽保本作“生姜”。

⑩ 肉荳……等分：赵本无此十四字；医统本、宽保本并作“豆豉等分”。荳，“豆”俗字。

⑪ 四：医统本、宽保本作“二”。小字为赵本原注。

同煎①，去半②，温服，连进三服。

三生散 起卒死，兼治阴盛四逆，吐泻不止。

草乌七个 厚朴一尺 甘草三寸，并生用

右为末。水一中盏，末一钱，枣七个，煎七分服。重者灌之。

起卒死

憨葱根二两③ 瓜蒂一分 丁香十四粒

右为末，吹一字入鼻中④，男左女右，须臾自活。身冷强厥者，勿活。

浴肠汤 治阳厥发狂，将成疸。

大黄四两，湿纸裹，煨 大青叶⑤ 栀子仁 甘草各一两，炙⑥

右为末。水五升，末四两，煎减二升，内朴硝五合，再熬去一升，取汁二升，分四服。量虚实与之，大泻为度。如喜水，即以水浇之；畏水者，勿与喫⑦，大忌。

---

① 姜一分：医统本、宽保本作“生姜一片”。小字为赵本原注。印，赵本作“库”。

② 去半：医统本、宽保本作“煎至一醆。”（醆，音 zhǎn 展，同“琖”，亦同“盏”，玉爵也。）又周本注：“去半当是去滓。”可参。

③ 憨：疑为“顸（hān 酣）”之俗字，义为粗。

④ 字：一钱的四分之一叫字。古以铜钱抄药末，故曰一钱。钱面有四字，一字即为一钱的四分之一。

⑤ 大青叶：医统本、宽保本作“大青一两”。

⑥ 各一两：医统本、宽保本并作“二两”。

⑦ 喫：“吃”的异体字。

破黄七神丹

朴硝二斤　朱砂五两　大黄七两①　甘遂二两　山栀二两　轻粉一两　豉半斤，以绢袋盛之②

右七味，以水二斗，熬令水尽，除去甘遂、豉、栀子、大黄，只取朴硝、朱砂、轻粉为末。以水浸豉汁，研匀后，入末三味，同和。煮糯米糊为元，如弹子大。新水化一圆③，吐泻为度。

三黄圆　治三痟，吐血，诸黄症④。

黄连三两　黄芩二两　大黄一两⑤

右为末，炼蜜为圆，如桐子大。食后，温水下十五圆，量虚实加减服⑥。

通中延命玄冥煮朱砂法　活尿血⑦，开拥塞，解毒；治一切热病、风气、脚毒、蛊毒。

朱砂五两　朴硝半秤，水煮七遍。每遍用水三升⑧，水尽为度。取霜。再入水二升　苏木二两　大黄五两　郁金三两　山栀二两　人参二两　桑皮二两　甘草五两⑨

右件同熬，水尽为度。只用朱砂，去余药，杵末，炼蜜圆桐

① 两：宽保本此下有“湿纸裹煨”四字。
② 豉：医统本、宽保本此上有“豆”字。斤：宽保本作“升”，疑是。
③ 新水：周本作“新汲水”。
④ 三痟：即三消。症：宽保本作“疸”，疑是。
⑤ 两：医统本、宽保本此下有“湿纸裹煨”。
⑥ 量虚实加减服：医统本、宽保本作“食后临卧服”。可参。
⑦ 活：赵本作“治”。
⑧ 三：赵本作“五”。
⑨ 甘草五两：赵本无此四字。

子大。每服二十圆，饮下。可疏诸毒，尤妙。

治暴热毒、心肺烦而呕血方

大黄二两，为末，以地黄汁拌匀，湿即焙干

右为末，每服二钱，地黄汁调下，以利为度。甘草汤亦得。

治吐血方

蛤粉四两　朱砂一两

右为末，新汲水调下五钱。末已①，再服；止，即已。

治中暍死，心下犹暖，起死方

右令病者仰面卧，取温水，不住手浇淋脐中。次以童子小便，合生地黄汁灌之，自活。禁与冷水，只与温熟水饮之。

玉霜膏　治一切热毒喉闭②。

朴硝一斤③　牙硝半斤　硼砂四两　矾石三两④

右为末，火镕成汁。筑一地坑子，令实，倾入，盆覆一夕，取，杵为末。入龙脑二两，研匀。新汲水半盏，合生蜜调一钱。小儿量与服⑤。

---

① 末：赵本作“未”。当是。已：周本作“止”。
② 玉霜膏……喉闭：医统本、宽保本并作“解一切毒玉霜丸”。
③ 一斤：医统本、宽保本作“半斤”。
④ 矾石三两：宽保本作“白矾二两”。
⑤ 量与服：医统本、宽保本作“量虚实服”。义长。

百生方　救百物人咽喉，鲠欲死者。

茯苓去皮　贯众　甘草

右件，各等分为末。每服一钱，米饮调一分[①]，立效。

治喉闭，闷气欲死者

右取干漆，烧令烟出[②]，竹筒子吸烟，吞之，立效。

治漏胎胎损方

川芎　艾叶各一两，炒　阿胶炒　白茯苓□□[③]

右末之，糯米饮调下二钱匕，日七服。仍食糯米粥养之。

治妇人血崩方

枳壳一钱，面炒　虵黄二钱[④]，烧醋淬十四次

右为末，醋汤调下一钱匕，连三服，效。

治妇人血闭方

干漆二两，烧　生地黄汁五升

右熬成膏，酒化枣大许，空心服。

三不鸣散　治小便不通及五淋。

取水边、灯下、道边蝼蛄各一个。三处取三个，令相咬，取活者一个，如后

① 一分：赵本作“下”。医统本、宽保本作“一钱”。

② 烧：医统本、宽保本作“炒”。

③ 阿胶……白茯苓：赵本无此八字。

④ 虵黄：“虵”应为“地”字之误。

法，射香酒，食空下①

右内于瓶中，封之，令相噬。取活者焙干，余皆为末。每服一钱匕，温酒调服，立通余皆二字恐误②。

甘草汤 解方药毒。

甘草一十二两

右件剉碎，水二斗，煎至一斗，取清，温冷得所服③。仍尽量服。

治溺死方

取石灰三石，露首培之④，令厚一尺五寸。候气出后，以苦葫芦穰作末。如无，用瓜蒂。

右用热茶调一钱，吐为度。省事后，以糜粥自调之。

治缢死方

先令人抱起解绳，不得用刀断。扶于通风处，高首卧。取葱葱根末，吹入两鼻中，更令亲人吹气入口。候喷出涎，即以矾石末，取丁香煎汤，调一钱匕灌之。

槐子散 治久下血，亦治尿血。

① 射：当为“麝”。
② 余皆二字恐误：赵本原注。
③ 得所：合宜。
④ 培：埋入灰中。

槐用中黑子一升①，合槐花二升②，同炒焦。

右件为末，每服二钱，用水调下。空心，食前，各一服。病已，止。

治肠风下血

荆芥穗　地黄各二两　甘草半两

右为末。每服一钱，温酒调下。食后，日三，夜一。

治暴喘欲死方

大黄一两③　牵牛二两，炒

右件为细末。每服二钱，蜜水调下，立愈。治上热痰喘极效。若虚人、肺虚冷者，不可用。

大圣通神乳香膏　贴诸毒、疮肿、发背痈疽。

乳香一两④　没药一两　血竭一两　黄腊一两　黄丹二两　木鳖二两，去壳　乌鱼骨二两　海桐皮二两　不灰木四两　历青四两　五灵脂二两　麝香二钱　腻粉五十个子。此必有误⑤。

---

① 用：赵本作"角"。当是。

② 二升：赵本作"三升"。

③ 两：医统本、宽保本此下有"湿纸裹煨"四字。

④ 一：赵本作"二"。

⑤ 乳香……此必有误："此必有误"四字当为孙注。医统本、宽保本"五十个子此必有误"作"三钱"。宽保本无"麝香二钱"。赵本无"五灵脂二两，麝香二钱，腻粉五十个子，此必有误"数字。

右并为末，用好油四两①，熬令热②，下药末熬，不住手搅之，令黑色，滴水中成珠，即止。

水澄膏 治病同前。

井泉石 白及各一两 龙骨 黄檗 郁金各半两 黄蜀葵花一分③

右六味，并为末，每服二钱，新汲水一盏调药，打，令匀，伺清澄，去浮水，摊在纸花上贴之④。肿毒发背皆治⑤。

更苏膏 治一切不测恶疮欲垂垂字恐误⑥。

南星一个 半夏七个 巴豆五个，去壳 麝香半钱⑦

右为细末，取臈月猪脂就膏⑧。令如不痛疮，先以针刺破，候忍痛处，使以儿乳汁同调，贴之。

千金膏 贴一切恶疮、痈疖。

定粉 南粉 腻粉 黄丹各一分

右为末，入麝香一钱，研匀，油调得所，成膏，贴。

定命圆 治远年、日近一切恶候漏疮此药为末，熔开蜡，就汤内为条，如

---

① 四：医统本、宽保本作"八"。
② 热：医统本作"熟"，义长。
③ 黄蜀葵花一分：赵本无此六字。
④ 纸花：纸片。
⑤ 右六味……肿毒发背皆治：赵本只作"右五味，并为末，治同前，油减二两"。
⑥ 更，赵本作"再"。欲垂，垂字恐误：赵本无此六字。
⑦ 巴豆……麝香半钱：赵本无"去壳，麝香半钱"六字。
⑧ 臈（là 腊）：同"腊"。

布针大，入内，云母膏贴之[①]。

雄黄　乳香各一分　巴豆二十一粒，去皮不去油[②]

右研如粉，入白面三钱，水和圆如小豆，或小麦粒大，两头尖。量病浅深，内疮中，上用乳香膏贴之，效。服云母膏尤佳。

麝香圆　治一切气漏疮[③]。

射香一分[④]　乳香一分　巴豆十四粒，去皮[⑤]

右为末，入枣肉，和成剂，圆作铤子[⑥]。看疮远近任药[⑦]，以乳香膏贴之，以效为度。

香鼠散　治漏疮。

香鼠皮四十九个，河中花背者是　龙骨半两　蝙蝠二个，用心肝　黄丹一分　射香一钱　乳香一钱　没心草一两，烧灰

右入坩合中，泥固济[⑧]。炭三斤，煅。火终，放冷，为末。用葱浆水洗净，以药贴之，立效。

---

① 此药为末……贴之：赵本无。

② 去皮不去油：赵本无。

③ 治一切气漏疮：宽保本作“古秘方无巴豆，血竭止痛、破血、生肌肉、及血不止”。眉批注云：巴豆下疑脱“有”字。

④ 分：宽保本作“钱”。

⑤ 去皮：赵本无“去皮”二字。医统本、宽保本此下有“出油”二字。

⑥ 铤（dìng定）子：即“锭子”或“纱锭”。纺纱机上用来把纤维捻成纱并把纱绕在筒管上成一定形状的部件。

⑦ 任：用。

⑧ 固济：封固。

定痛生肌肉方

胭脂一分　血竭一两　乳香一分　寒水石三两，烧

右为末，先以温浆水洗过，拭干，傅疮[1]，甚妙。

又定痛生肌肉方

南星一个　乳香二钱[2]　定粉半两　龙骨半两　不灰木一两，烧过

右为末。先以温浆水洗疮口，以软帛拭干，傅之。

治白丁增寒、喘急[3]、昏冒方

葶苈　大黄各一两　桑白皮　茯苓各二两　槟榔七个　郁李仁　汉防已各三分

右件为末。每服三钱，蜜水调下。以疏下恶物为度。

又取白丁方

铅霜一分　胆矾　粉霜各一钱　蜈蚣一条

右件为末。先刺令血出，内药米心大[4]，以醋面饼封口，立愈。

治赤丁方[5]

黄连　大黄各一两

---

① 傅：通“敷”，涂抹。
② 二钱：医统本、宽保本并作“一钱”。
③ 增：应为“憎”字之误。
④ 内：同“纳”。古今字。
⑤ 丁：同“疔”。古今字。

右件为末，以生蜜和丸如桐子大。每服三十丸，温水下，以利为度。

又取赤丁方

杏仁七个，生用

右件嚼烂，漱之①，令津满口，吐出，绵滤汁。入轻粉少许，调匀，以鸡羽扫之。

治黄丁方

巴豆七个，去心膜②　青州枣七个，去核，安巴豆在枣内，以面裹，煨通赤③

右件为末。以硼砂、醋作面糊为圆如绿豆大。每服五圆至十圆，米饮下，以利为度。

又取黄丁方陆本元控一行④

黄蘗一两⑤　郁金半两

右件为细末，以鸡子清调⑥，鸡羽扫上。

治黑丁方

兔丝子　菖蒲

---

① 漱（shù 束）：此谓吐出。

② 去心膜：赵本无此三字。

③ 去核……煨通赤：赵本无此十四字。

④ 陆本无控一行：赵本原注。控，通“空”。

⑤ 一：赵本作“二”。

⑥ 鸡子：鸡蛋。

右二味，等分为末，酒浸，取汁扫丁上。更服肾气圆补之。

治青丁方

谷精草　蝉壳各一两　苍术五两

右为末。每服一钱，水调服，食前。仍以针刺丁出，用桑柴灰汁洗之，立效。已上捌方，陆本在中卷四十论后，印本无此方①，今附下卷之末。

① 印：赵本作“库”。

附录 《中藏经》八卷本比三卷本多出方剂

华先生中藏经卷第六

三茱圆 治小肠气痛。

山石吴茱萸各一两[1] 金铃子取肉并皮，一两 青皮去穰 舶上茴香 马兰三味各一两

右七味，逐味于银铫内炒令香[2]，为末，酒糊圆如梧桐子大。每疾作，盐酒下三、五十圆。久年不差[3]，五、七服可除根本。

金铃圆 治小肠气，一服立愈。

牵牛子炒 青皮去白 良姜各等分 川楝子 舶上茴香各半两 玄胡索一两

右为细末，生姜自然汁煮面糊圆，如梧桐子大，朱砂为衣，每服三十圆，烧绵为灰，浸酒下，不计时候。

烧肝散 治久年不差，心劳口疮。

① 石：周本作“食”。“各”：医统本无。
② 铫（diào 吊）：俗称吊子，一种煎药的器具。
③ 差：同“瘥”。古今字。病愈。

银州柴胡去芦　白术　红芍药　牡丹皮　苍术已上五味各一两[1]　人参　黑附子炮去脐皮　石斛去浮膜，三味各半两

右同为细末，用獖猪肝薄批去血水[2]，掺药在上[3]，匀遍，以荷叶裹定，湿纸包之，慢火煨令过熟，空心，食前，米饮下。此药有奇功。

补心丹　治因惊失心，或因思虑过度，心气不宁，狂言妄语，叫呼奔走。

朱砂一分　雄黄一分，并研　白附子一钱，为末

右拌匀，以猪心血圆如梧桐子大，更别以朱砂为衣。每服二圆，临卧用人参、菖蒲汤下。常服一粒，能安魂魄，补心气，镇神灵。

椒红圆　治嗽不止及补中益气，进食。

小椒拣净，二两，去闭目，炒过，出汗用　干山药一两　川附子二两，炮去皮脐

右同为细末，以好酒煮，淡木瓜和之，再入臼中杵三、五百下，圆如桐子大。每服十五、二十圆，空心，食前，盐汤、温酒任下[4]。泄泻，米饮下。如喉中痰涎如水鸡声，晓夕不止者[5]，一两服见效。

---

① 已：同"以"。
② 獖（fén 焚）猪：去势之猪。
③ 掺（chān）：同"搀"。拌和。
④ 任：服用。
⑤ 晓夕：犹早晚。

缩砂圆 消积，温中，顺气。治风痰，利胸膈，尤治伤生冷，呕逆泄泻。

天南星四两，汤浸洗七遍，切，焙干，秤 良姜四两 缩砂仁一两①

右为细末，生姜自然汁煮面糊圆，如梧桐子大。每服十五圆或二十圆。擦生姜浸汤下，不计时服。

强中圆 治气消食，益脾胃，进饮食。

白术或苍术 陈皮去穰 干姜炮 良姜油炒 青皮去穰

右各等分，同为细末，汤浸蒸饼，搦去水②，和圆如梧桐子大。每服三、五十圆。

养胃丹 治脾胃不和，全不思食，中脘停寒，呕逆恶心，脏寒泄利，腹痛肠鸣。常服，温中养胃散，思饮食。

丁香一两半 白豆蔻仁半两 人参三分 甘草半两，炙 干姜三两，炮，用干生姜尤佳③ 半夏曲半两

右为细末，炼蜜为圆，每两作十圆。每服一圆，温汤化下，空心，食前服之。或细嚼，汤下亦可。造曲法：半夏不以多少，汤浸洗七遍，焙干，捣，罗为末。用生姜汁和作饼子，焙干用之。

五皮散 治男子、妇人脾胃停滞，头面四肢悉肿，心腹胀满，上气促急，胸膈烦闷，痰涎上壅，饮食不下，行步气奔，状如水病。先服此药，能疏理脾气，消退虚肿。切不可乱服泻水等药，

---

① 一两：周本作“二两”。
② 搦（nuò 诺）：按压。
③ 干：周本无。

以致脾元虚损，所患愈甚。此药平良无毒，多服不妨。

生姜皮　桑白皮　陈橘皮　大腹皮　茯苓皮各等分

右为粗末，每服三钱，水一盏半，煎。八分，去滓，不计时候，温服。忌生冷、油腻、硬物。

立效散　治腰痛。

玄胡索　当归　官桂

右各等分，酒调细末二钱匕服。

香芎散　治一切头风。

香附子半斤，炒去毛　川芎三两[1]　甘草二两，炙　石膏一两，研

右为细末，每服一钱，腊茶荆芥汤点服，食后。

古卿古败散　治头风、血风。又名荆芥散。

荆芥穗一斤　干菊花半斤　川芎四两　白术三两

右同为细末，食后茶调二钱。此药明目去风。

再苏丹　治骨节疼痛，语言不正，行步艰难，手足战掉搐拽[2]。

川乌头二两　草乌头一两　五灵脂四两

右为末，滴水为圆，如鸡头大。每服一圆，研碎入酒一盏、生姜三片、地黄三条、乳香少许[3]，同煎至七分，临卧通口服。

---

① 三两：宽保本、周本作“二两”。

② 战掉：危颤摇晃。搐拽（yè 叶）：抽搐。

③ 地黄：当作“地龙”。

吃了须摩擦患处，令热彻，以助药力。如合时，入乳香末一、二钱，即煎时更不须入。

沉香饮子 治痞气，升降阴阳。

沉香 木香 羌活 独活 人参 桑白皮微炙黄 白茯苓 紫苏叶已上各等分

右㕮咀为粗末，每服三大钱，水一盏半，大枣二个，姜五片，煎至七分，去滓，食前温服。二滓又作一服。

礞石圆 治脾积滞气，酒食所伤，饮食不化，恶心呕逆，胸膈不快，不思饮食，胸腹胀满，脐胁有块，心脾冷痛，口吐酸水，停饮冷痰，痃癖癥瘕，发痛无度，翻胃转食，面黄瘦乏，四肢头面浮肿，脏腑不调，里急后重，及十膈气虚①，中有积，妇人血气块硬，悉皆主之。

硇砂一两，用米醋三升化开 巴豆霜二两半，二味同入醋煮两食久 青礞石半两，研 京三棱一两，醋浸一宿，煨，二味次入煮半食久②，入前醋中煮 白面二两，酒半升化，右一味次入煮半食久 大黄一两半，分三分：一生、一炒、一煨，右次入煮半食久 木香以下并为细末 槟榔 肉豆蔻 肉桂 猪牙皂角去皮，炙 干姜炮 丁香 蓬莪术 芫花醋浸一宿，炒，微令有烟，右九味各一两 青皮 白豆蔻 好墨烧令八分过，右三味各半两 胡椒一分 粉霜一分，研

右次第煮了，次入木香等一十四味，熬成膏，圆如绿豆大。每服三圆，酒、饮、姜汤杂下。

---

① 十膈：周本作“五种”。

② 半食久：周本此三字在下句“入前醋中煮”下。

紫沉消积圆

沉香一两，为末　阿魏一分，研　没药一两，研　巴豆霜四钱　硇砂一两。以上药，用酒蜜约度多少，一处熬成膏子，然后搜药[1]　朱砂　丁香　干姜已上各半两　硫黄　青皮　高良姜　槟榔　木香　人参　胡椒　官桂已上各一两

右为末，将熬下膏子搜药匀和为圆，如梧桐子大。每服五圆至七圆，橘皮汤下，食后、临卧。常用一两圆，更看虚实加减。

五胜散　治四时伤寒冒风[2]，身热，头痛昏倦，寒痰咳嗽及中满。伤寒三日以前，服无不效。

甘草炙　石膏　白术　五味子各一两　干姜三分，炮

右五味，同为细末，每服二钱，水一盏，入生姜二片，枣子一枚，同煎至七八分，去滓，温服。中满，以盐煎；伤风头痛，加荆芥煎。不计时候服。

治伤寒咳逆噎汗　寻常亦可服[3]。

丁香　柿蒂各一钱　甘草　良姜各半钱

右为末，用热汤猛点[4]，乘热一服，效。

如圣散　治一切无异色疮肿[5]，消毒，并闪肭折伤[6]，接骨定

---

① 搜：揉合。
② 冒风：受风。
③ 寻常：平常。
④ 点：用开水冲、泡。
⑤ 色：周本作“名”。
⑥ 闪肭（nǜ）：扭伤。肭，同“朒”，损伤。

痛，活养血脉。已破者，不可用。

赤小豆一升　川乌头一两，炮　草乌头一两，炮　乳香半两　芸薹子一两

右同为细末，每用一钱，入白面一钱。疮肿用水调稀，煮一两沸，放温，摊纸花上贴患处。伤折用醋调，骨损用黄米粥调。依患处大小贴之，上用帛子缠系，或以杉木篾夹[①]。五日一换，六十日当差。

华先生中藏经卷第七

治恶疮发背

烧车螯　芦壳无有，竹根代[②]　黄蘗　甘草

右各等分为末，先以青盐、薄荷、芫荽、楼葱煮浆水汤洗疮。男子以妇人、妇人以男子唾调前药涂之，以赤水出为度。

神效乳香膏　专治一切疮肿，生肌止痛。一名金露。

芝麻油四两　黄丹一两半　乳香一分[③]　羊同骨髓四两　麝香少许（一方用没药一分代乳香）

右件药一处入磁器内，用文武火熬之成膏。用绵滤过，入磁合收之，入黄蜡半两。

① 沙：周本作“杉”。

② 车螯（áo 熬）：一种海产软体动物，性味甘、咸、寒，善治痈肿。代：原作“伐”，据周本改。

③ 一分：周本作“二分”。

金屑圆，亦名黄圆子　专治伤风寒，头痛肌热，大效。

大天南星五个　半夏二两，洗七遍　石膏二两　甘草半两　郁金一两

右为末，以生姜自然汁为圆，如鸡头大，每服二圆。伤寒头痛，荆芥茶下；四肢厥冷，灯焰上烧存四分性服；大便不通，大戟汤下；小便不通，大黄汤下；破伤风，豆淋酒下。常服①，茶清下。并嚼咽。

白散子　治发背，候取下毒无②，次用清凉膏贴之。

白附子　大香附子各半两，炒　半夏一分，姜制　黑牵牛二两，半生、半炒令熟　大甘遂一分，以大麦炒，候麦黄赤色，去麦不用，须极慢火炒之

右为末，量患人虚实加减，每服二钱，以蜜酒调下，续饮温酒一、两盏，候所苦处刺痛为度，微利三、五行③，泻出恶物即差。次用膏药贴之。气盛者，一服二钱，余更裁度。

清凉膏　治发背等。先用白散子取之④，次用此药贴之。

川当归二两　香白芷　木鳖子肉　白芨　芍药　黄蘗　白敛各一两，炒　乳香别研　腻粉各少许　白胶少许　黄丹五两

右用清麻油十两，煎前七味⑤，候紫色，去之；入槐、柳枝各七寸，再煎少顷，又去之；入黄丹五两熬成，入乳香等。重绵滤，入罐子内贮之。用如常贴使。

---

① 常服：谓平常服用。

② 无：宽保本眉批云："无字疑衍"。

③ 利：通"痢"。泻痢。行（háng 杭）：遍、次。

④ 取之：谓内服。

⑤ 七：原误作"六"，据周本及实有药味数改。

妙应膏 治疥癣。

茼茹[1] 藜芦

右等分为粗末。油煎焦黑，去滓，入黄蜡就成膏，涂擦之。

治恶疮、金疮、刀斧伤见血方

降真香为末贴之，入水并无妨，绝妙。

治嵌甲累效[2]

硇砂一钱 乳香一钱 腻粉半钱 橄榄核三个，烧灰存性 黄丹一字[3]

右为末，入生油调。先以盐汤洗净揩干，傅之。两上，效[4]。

治恶疮疥癣

巴豆一十一粒，油煎令沸，去巴豆不用 蛇床 茼茹

右后二味等分为细末，入轻粉少许，用巴豆油调傅之，及揩痒处。

佛手膏 治脓窠疮神效。

大戟 细辛 蛇床子各一两 雄黄 白胶香 青州蝎 黄蘗 黄丹各半两 白矾一钱

右为末，以清油八两熬烟出；次下去皮巴豆四、七粒，槐枝二、七截，候焦，取去不用；次下黄蜡一两、松脂二两；次下前

---

① 茼茹：辛寒有小毒，能蚀疮，杀疥虫。

② 嵌甲：病名，即甲疽。累效：多次有效。

③ 一字：（药面）一钱（铜钱）的四分之一。

④ 两上：上药二次。

九味末。以槐枝不住搅成膏，磁合内贮[①]。又名紫霜膏。

治发背、一切痈疽、金石药毒发

右以紫背车螯大者[②]，盐泥固济[③]，火锻通红，放冷取出，研为极细末，地上出火毒一宿，以甘草膏子圆如梧桐子。每服三、五十圆，甘草汤下，日进三服。第三日取下恶物，用后药贴之。

贴疮白膏药

以寒水石，不以多少[④]，火煅通红，入磁器中，封口令密，沉井中一宿取出，研极细，以腊月猪脂和如膏，稀稠得所，自疮赤尽处涂之，阔一指许，上以薄纸为花子，中心留一孔贴定。渐次赤退，即迤逦移近[⑤]，裹至愈。纸花孔子外所留纸，令与所涂药阔狭等。

接骨散 治折伤。

黄狗头骨一个，以汤去毛，便以汤连皮煮，去皮取骨，泥固[⑥]，炭火煅过，去泥，为细末 官桂末 牡蛎亦泥固煅

右三味，各为细末，每用狗骨末五钱，入牡蛎末三钱、官桂末二钱并炒，以糯米粥铺绢帛上，方掺药在粥上，裹损伤处。大

① 磁合：磁瓶。
② 紫背车螯大者：指大的紫背车螯。“大者”为“紫背车螯”的后置定语。
③ 盐泥固济：盐泥封固。
④ 以：周本作“拘”。
⑤ 迤逦（yǐ lǐ 已里）：连绵不断。
⑥ 去之：周本作“煮，去皮取骨，泥固”。

段折伤者，上更以竹片夹之。少时即痒，不可抓之，轻以手拍。三、两日效。

治金疮妙方

右以石灰，不以多少①，和人血作饼，厚两指许，风干，旋切傅之②。

治内损吐血

右以飞罗面微炒，以浓磨墨一茶脚二钱许③，服立效。

越桃散 治下血及血利。

越桃栀子也 槐花 青州枣 干姜

右等分，烧存性，为末，陈米饮调下二钱。

炙肝散 逐胃中风邪，益脾进食。凡人虚弱，用补药日久，渐至瘦损，食少倦怠，大便频数，泄漏，服此药无不取效，妙。

白术 白芍药 山白芷 桔梗各四两

右各生为细末。用不入水豮猪肝五两，作小片子或块子，拌药十五钱，细切葱白二寸、盐一钱同拌肝令匀，以竹签子作串，慢火炙香熟，啖之④，米饮送下。空心、食前各一服。渴，勿吃冷水。半月必安。

---

① 以：周本作"拘"。

② 旋：随即。

③ 茶脚：周本作"茶匙调"。

④ 啖（dàn 旦）：吃。

地黄散　牢牙，去齿病。出僧文莹《湘江野录》。

歌曰：

猪牙皂角及生姜，西国升麻熟地黄，

木律旱莲槐角子，细辛荷叶要相当荷叶取心用。

青盐等分同烧煅，研杀将来使最良，

擦齿牢牙髭鬓黑①，谁知人世有仙方！

治牙痛神验

草荜拨　木鳖子去壳

右先研木鳖子令细，入荜拨同研令匀，随左右鼻内搐之，每用一豆许。

治牙痛及走马疳

右用头发饦饦②，用剃面刀子细切，铫内慢火烧存性，为细末，掺患处。

治风气攻注，牙齿肿痛

藁本　剪草③　细辛

右等分为粗末，每服三钱，水二大盏，煎至一盏半以下，乘热漱之。过，微觉痛，少顷自止。

---

① 髭（zī 资）：口角上的胡须。

② 饦饦（gē dá 疙瘩）：以面粉或米粉加水揉成团，再用手挤至沸水锅中煮熟的食品，类似面鱼儿。

③ 剪草：《普济本草方》载可治痨瘵吐血等。

治喉闭及肿痛

白梅二十五个，取肉　白矾一钱　甘草一钱　生萆麻四十九粒，去皮①

右同研匀，和圆如鸡头大，以绵裹含化。

绛雪　治喉闭。

硇砂皂大一块　白矾同上　马牙硝一分秤②　消石四两　黄丹半两　新巴豆六枚

右用粗磁小碗儿一个，先煨令热，下前四味，次下丹，次下巴豆。仍将巴豆先打破，逐个旋下；候焰尽，又下一个。入蛇退皮一条，自然烧化。以砂、矾成汁，候结硬末，成。每用少许，以笔管吹在患处。

碧雪　治口疮。如咽喉痛肿，即含化。

焰硝二两③　甘草二两，不炙，生用　青黛半两　僵蚕半两

右为细末，取黄牛胆汁和之，令匀，却入胆内④，当风吊。腊月合，过百日中用。

乌龙散　治骨槽风、牙龈肿⑤，有奇功。

右用不蛀皂角，不得捶破，只剜取去皂子，却入和皮尖杏仁一个，在皂子处烧存性，研细。每一两入青盐一分，令匀，不计

① 萆麻：即蓖麻。
② 秤（chēng）：同“称”。
③ 焰消：即火消。
④ 却：然后。
⑤ 龈：原作“垠”，据周本改。

时揩牙用。

治口疮

用五倍子为末，掺疮上。

治喉闭，牙关不开者

右以白僵蚕微炒为末，生姜自然汁调下一钱，如神效。

白龙散 治风毒赤烂，眼眶倒睫，冷热泪不止。滴水和为鸡头大，圆子亦得。

白鳝粉一两[①] 铜绿一钱，别研入

右同再研匀，每用半钱，百沸汤化开，以手指洗眼。

清中汤 治暑气中暍[②]。

陈皮二两 甘草一两，蜜炙焦黄，脆可折 干姜[③]半两，湿纸裹煨

右为末，每服二钱，水一盏，煎至八分，温冷吃。汤点、水调皆可。

皂角散 治五种肠风，泻血下痢。粪前有血，号外痔；粪后有血，号内痔；大肠不收，号脱肛；谷道四面有胬肉如奶[④]，号

① 白鳝：当作"白善"，正名"白垩（è 厄）"，为沉积岩类岩石，苦温无毒，能止血敛疮，治眼弦赤烂。

② 中暍（yè 夜）：中暑。暍，原作"渴"，据周本改。

③ 干姜：周本注云："当是生姜。"

④ 胬（nǔ 努）肉：突起的肉状物。

举痔；头上有孔，号漏。并皆治之。

黄牛角鳃一个①，剉　蛇蜕一条　猪牙皂角五枚，剉　穿山甲

右四味，同入瓷瓶内，黄泥封固；候干，先以小火烧令烟出，方用大火煅，令通红为度；取出，摊冷，杵，罗为末。患者先用胡桃肉一个，分作四分，取一分，临困时研细如糊，温酒调下便睡，先引虫出。至五更时，温酒调下药末二钱，至辰时更进一服。取下恶物，永除根本。

白龙散　治消渴。

寒水石生　甘草半生、半炙　葛粉各等分

右件为细末，每服二钱，浓煎麦门冬苗汤调下，服立止。

神验柴胡散　治大人、小儿骨热，夜间如蒸。甚者不过十数日见效。

土柴胡不以多少，去芦，洗净，炙黄色，不令太焦。亦不须银州者

右为末，每服二钱，水一盏，入地骨皮指面大二片子，同煎至七分，食后温服。如虚瘦，但空心服补药，食后煎下数服，时时如水饮之。

圣饼子②　治咯血。

青黛一钱③　杏仁四十粒，去皮尖，以黄明蜡煎黄色，取出研细

---

① 鳃（sāi 腮）：角中骨。

② 圣：《本草纲目》卷十六引作“青”。

③ 一钱：《本草纲目》卷十三引作“一两”。

右二件再同研匀，却以所煎蜡少许溶开和之[①]，捏作钱大饼子。每服用干柿一个，中破开，入药一饼，令定[②]，以湿纸裹，慢火煨熟，取出，以糯米粥嚼下。

治产后恶心

白术一分　生姜减半

右并㕮咀，水一盏，煎至七分，温服。如神。

艾煎圆　治妇人经脉不止[③]。

金毛狗脊一两，去黄毛　威灵仙一两　良姜一两　熟艾二两，糯米糊和，日干为末。一法用醋熬，焙干，亦可为末　赤芍药一两　附子半两，炮

右为末，以药一半同醋煮面糊，和余一半药末为圆，桐子大。每服十圆，温酒下。食前、空心服。

治血山崩甚

右以凌霄花焙干，为末，酒下三钱，立止。昼夜不定者，一服效。

治产后发热，无忧散

虎魄[④]一两，研　生地黄半斤，切

右将地黄于银器中炒，烟尽，合地上出火毒，乳钵内研为末。

---

① 却：再。
② 令：周本作“合”。
③ 脉：周本作“水”。
④ 虎魄：即琥珀。

每一两，虎魄末二钱匀合，用童子小便与酒中半调下一钱，日三服。

治肿毒

天南星生为末　白矾研细

右等分，新汲水调涂。干，再扫之。

治大人、小儿偏坠。服讫，以食压之

防风　官桂研细，辛辣者

右等分为末，酒调二钱。

神应乌玉丹　治丈夫、妇人久新肠风、痔瘘着床、头痛不可忍者，服此药不过三、四次，便见功效。初得此疾，发痒或疼，谷道周回多生硬核①，此是痔；如破，是瘘；只下血，是风。皆因酒、色、气、风、食五事过度，即成此疾。人多以外医涂治。病在肠内有虫，若不去根本，其病不除。此药的有神效②，不可细述。

椶榈　乱发各二两　猬皮四两　猪蹄甲一十四个，须后脚者　牛角䚡三两　苦楝树根二两半，洗净　槐角一两半　雷圆　芝麻各一两，拣净　真麝香二钱　滴乳香半两

右除乳、麝二香别研细外，并细剉，入藏瓶或沙合子，不固

① 周回：周边。
② 的（dí 狄）：确实。

济周回①，用熟炭火煅，烟才尽②，便去火。全在体度煅③，未有则杀纳，不细煅④，过则药无力。入二香同研匀，无灰醇酒打面糊为圆，如梧桐子大。每服八粒。先细嚼胡桃一枚，以温酒吞下。空心、晚食前，日二服。如病甚，日三服。切忌服别药。不过三、两日，永除根本。

治小儿奶癖⑤

右以白芥子，不以多少⑥，研成膏，摊纸花子上，贴疼硬处，坐中，效。

华先生中藏经卷第八

常山汤　治妊娠患疟。

常山三两　甘草一两　黄芩三两　乌梅十四个　石膏八两，并研

右以酒一升二合，渍药一宿，煮三、四沸，去滓。初服六合，次服四合，又次服二合，发前次第服之。今但抄五大钱渍酒一盏。

常山汤　治同前。

---

① 固济：用泥封固。
② 才：刚刚。
③ 体度（duó 夺）：衡量，揣摩。
④ 杀（shài 晒）：减少。
⑤ 癖：周本作“痔”。
⑥ 以：周本作“拘”。

常山三两　竹叶三两　石膏八两　杭米一百粒[1]

右以水六升，煮取二升半，分三服：第一服，未发前，待食久服之；次，临发时服；余药一服，以涂头额及胸前五心，药滓置头边。当日勿近水及进饮食。过发时乃饮粥。此二方皆大汤剂，今但抄五大钱，水一盏半，煎至七分服。

铁罩散　安胎如神。

右以香附子炒去毛，令净，为细末，浓煎紫苏汤调下一钱。

失笑膏　治妇人产后血不快、刺痛等症。

五灵脂　蒲黄

右等分为细末，每服二钱。米醋半盏，同熬成膏，再入水一盏，煎至七分，热服，痛如失[2]。

催生，治危急神效

朱砂半两　乳香一两

右为末，端午日猪心血圆梧子大，乳香汤下一粒。并治小儿斑痘不出。

白术圆　治小儿白泻[3]。

白术　当归　芍药　木香减半

右等分为末，炼蜜圆如绿豆大。每服十圆、十五圆，不拘时

① 杭米：周本作"秔米"，即粳米。

② 痛如失：谓服药后疼痛如丢了一般全无。

③ 白泻：谓泻下白物。

候，米饮下。

木香圆 治小儿吃食太早[①]，遂成疳疾，腹胀疳泻及酿肚等病。

木香 沉香 青皮去白，各一钱 肉豆蔻一个，面裹煨 牵牛二钱，炒

右为细末，醋面糊圆如麻子大，二、三岁儿服三粒，五、六岁服五、七粒，浓前萝卜汤下。

玉柱杖散 治小儿疳瘦。

黄芪 人参 白茯苓

右等分为末。每服一钱，水一盏，煎至六分呷之，不拘时。

沉香养脾圆

人参 白术 川面姜炮 甘草炙 木香 丁香 肉豆蔻面裹煨 缩砂八味各半两 沉香一分

右为细末，炼蜜圆，一两作十粒。每服一粒，嚼下，食前服。化下亦得。

佛手膏 治眼生翳膜，并胬肉、赤脉攀睛、翳晕、冷热泪下及眼眶赤烂等方。

乳香真者，研，半字 硇砂半字，研 麝香一字，研 当归半钱，剉细 黄连一钱，去须秤，剉细 白矾半字，飞过，研细 白砂蜜四两，须白砂者佳 青盐一字，光明者，研

---

① 太：原作“大”，据周本改。

右除蜜，先将上七件于乳钵内研烂，同蜜一处拌匀，入新竹筒内，用油纸两三重，以线系扎定口，勿致水入，放净锅内，添水煮竹筒，自早至午时，破竹筒，倾药，以新绵或重绢滤过，入药于瓷瓶子内，牢封，埋地坑内，经宿取出点之，用铜柱点。每点了合眼少顷，复以温净水洗之。翳膜嫩者，是近年生者，当五、七次，随药退下；翳老者频点，旬日退下即效。胬肉、瘀肉，不过两、三日，随药以铜柱刮落，胬肉自然绽断。此方不谬，累验也[①]。

治小儿乳癖、胸腹高、喘急吐乳方

右以不入仓黑豆七粒，去皮，研极细，滴水七遍，和成作七丸，以青黛末滚之令遍，更用白面和作皮裹药，慢火煨熟，去面，再研细，别入腻粉、生脑子、麝香各少许，再滴水，丸作七丸。每服一丸，临卧温水送下。儿子小，嚼破无妨。极效。

神术散　治伤风、头痛声重。

苍术四两　川芎一两　藁本二两　炙甘草一两

右㕮咀，每服二钱，水一盏，生姜二片，同煎至七分。通口服，不拘时候。

理大肠一切下血

取雄黑豆紧小长者是，不以多少[②]，微以皂角汤浸发动，炒熟，

---

① 累验：多次有效。

② 不以多少：周本作“不拘多少”。

去皮，为细末，炼猪脂为丸，如梧桐子大。每服三十丸。陈米饮、熟水皆得服。甚妙。

治妇人怀妊多坠方

熟艾五斤　米醋三斤，煮，炒干焙为末①　木鳖子五个，研细　大赭石二两，米醋淬七遍

右同为末，煮枣肉为丸梧子大。每服三十圆，米饮下。

花红散　治恶疮大效方。

龙骨雪白真者，一两　乳香半皂子大　粉霜半钱　光粉二钱②　轻粉以小平钱抄半钱　麝香少许　脑子少许③　黄丹逐旋入④，看颜色粉红即止

右合了。如患疮，先用温浆水洗净，次用好油涂疮口上了，方可将药掺在疮上，用膏药贴，日三、四次易之。赵允蹈赴温倅过诸暨⑤，传此方，云亲自得效。渠患一漏疮⑥，以药用纸捻填疮中⑦，上以膏药贴之，日生肉。旧不痛，遂渐觉痛，有血，是好肉生也。

治喉闭

白僵蚕　天南星并生用

---

① 米醋句：周本注："米醋当是熟艾细注，且三斤当作三升。"
② 光粉：即铅粉。
③ 脑子：即冰片。
④ 逐旋：逐渐。
⑤ 温倅：当指温州。诸暨：地名。在浙江。
⑥ 渠：他。
⑦ 纸捻：纸搓的小棍。

右等分为末，以生姜自然汁调一字许，用笔管灌在喉中，立效。仍咬干姜一皂子大，引涎出。

治肠风下血

榼藤子二个①，如当三钱大者。如更大只用一个。取穰，别研极细 不蚛皂角子四十九粒②，烧存性，别研细

右拌匀，每服二钱，温酒调下。如人行五里③，再以温酒一盏趁之④。日一服，极效。

治一切痈疽，地黄膏，兼治毒虫所伤

石膏火煅 藿香叶 蚌粉 香白芷 雄黄研

右等分，同为细末，以生地黄自然汁调，稀稠得所⑤，涂疮上四围，留疮头。已破者，亦留疮口勿涂。干即再傅之，药厚以新水润之。其效如神，极妙。

万全金花散 理发背疽疮、疼痛不可忍者。凡肿在脊骨边，根株如碗盏大，上面有细头子如粟米粒，白色，其间亦有如石榴子者，即疽疮也。

车螯紫色者出海际，用火煅赤，地上出火毒气了，为细末 生黄蘗为末 生甘草为末 干芦皮自东边面西芦篱障上取皮，为末

---

① 榼（kē 科）藤子：甘平无毒，能治便血、血痢、痔疮。二个：《本草纳目》卷十六引作“四个”。

② 蚛（zhòng 重）：虫咬。

③ 如人行五里：谓像人走五里所需时间（大约半小时）。

④ 趁之：犹言助之（指助其效力）。

⑤ 得所：适宜。

右各为末了，旋抄车螯末、黄蘗末各一钱①，甘草末半钱已上，芦皮末一钱半已上，拌匀，用津唾调，以竹篦子傅肿上，须盖遍疮根。未穴者自穴，已穴者恶物自出。凡十上取效。每傅疮时，须先用赤根葱三、两茎，薄荷少许，盐少许，一处煎汤，放冷，淋洗，旋旋用帛子拭干②，方可上药。应系恶疮疖并傅之。无头者即消，有头者即脓出。神效。

治阴疮

腊茶　五倍子等分　腻粉少许

右傅之③。

治吹奶

水茸角不以多少④，新瓦上焫干⑤

右为细末，临卧酒调服二钱匕，次日即愈。已破者，略出黄水，亦效。水茸角，状如鬼腰带，作小窠子生，三、四月开小黄花，叶如夜合叶，六、七月采。两浙呼为“合萌”。

治风痰眩晕二乌丸

川乌头　草乌头各四两　青盐四两　黑豆半升⑥

---

① 旋：随即。
② 旋旋：缓缓。
③ 右傅之：周本作“右研细，津唾调傅”。
④ 水茸角：正名“合萌”，甘寒无毒，可清热解毒，消肿。以：周本作“拘”。
⑤ 焫：周本作“焙”。
⑥ 升：周本作“斤”。

右用水二升，同煮四味，水耗即以温水添之，候川乌头半软，四破之，更煮，以透烂为度。去皮，同煎乌头并黑豆。于石臼或木臼内捣令极烂，不见白星即就圆，干即以煮药水添湿同捣。煮时留一盏以下水，以备添，勿令煮干也。圆如梧子大。每服三、二十圆。盐酒、盐汤任下，食前。

治风痫

右九蒸九爆天南星为末，姜汁糊圆梧子大，煎人参、菖蒲汤或麦冬汤下二十圆。

治风蚛牙

右用大北枣一枚，擘开去核，入和皮巴豆一粒，却捏合[①]，于慢火上炙，令焦黑如干浮炭样，取放地上，良久碾为细末，以纸捻尖，摭少许入蚛牙窍内[②]。不过五、七次，永绝根本。

木香饼子

木香半两　丁香皮二两　益智仁一两　香附子四两，去粗皮，炒　甘草二两，炒　缩砂仁一两，面裹煨，面熟为度　蓬莪茂二两，炮

右件七味，为细末，水糊为圆梧子大，捏作饼子。每服一、二十饼，温熟水嚼下，食后。

① 却：再。

② 摭（zhí 直）：取。

治瘰疬

瞿麦　海藻　凌霄花　北边背阴土别研　皂角刺新者

右并等分，每服三钱，米饮调下。食后，日二服。

贴已破者

右用铅炒，取灰滓研细，以温盐浆水洗净贴之。

二虎丹　治疟。

辰砂　硫黄

右热多加辰砂，寒多加硫黄，并研细枣肉为圆，如龙眼大。当发日，新水七分一盏化下。

金疮药

右用上等风化石灰罗过，以紫荆芥、心韭一般多少，捣灰成块，阴干，旋为末。用傅之，五月五日合。

神仙眼药并种空青法

秦皮三钱，去粗皮，剉细　乳香一块，如枣大　胡黄连三钱　灯芯一握，七寸长　枣子三个　斑猫一个，去翅、头、足①　古老钱七文，不剉

右都为粗末，入无油去声器中（砂器尤佳）②，用井花水一大碗，熬去半碗，用绵绢挤过。再将滓以水半磁碗煎取一盏，入挤过汁同煎汁，入新碗中熬似稠粥样，入小瓷合中或角合中盛。将

---

① 斑猫：即斑蝥。

② 无油去声器：即无釉器。去声：四声之一。这里指“油”字念去声，作动词用。

空青并鹏砂一块（如两豆大，飞过，熬干。空青不熬），再研入脑子，多不妨，麝香少许，四味同入药膏内搅匀。每点一粟米许在眼眦头，将手挪匀，仰面，候药微涩过，将沸盐汤用软帛片蘸洗，快则已之。

种空青法

朴消半钱　白蒺藜一分　龙胆草一分　仙灵毗[①]叶一钱　旋覆花一钱

右为末。用黄泥一块，拳大，同药和匀，水调，如软饭相似。作土饼一个，用太平钱五文[②]，按五方排定，于光面墨书金、木、水、火、土五字，所写字向下，钱字向上，随五方安用硇砂如豆大，每钱安四块在四字孔罅中，须要干黄土，上顿着土饼[③]，将新砂盆一个盖之，又将燥黄土盖盆。冬月十日、夏月五日取出，于钱上摘取下，细研，入药。此为种空青法，不可嫩，亦不可老，须得中也。

治胞损小便不禁　牡丹须细花者，不然无效

白牡丹根皮，为末，一钱　白芨为末，钱　生绢尺

右同以水煎如饧，每服半盏。

治喘嗽上气

蒲颓叶

治一切肺喘剧甚者，效如神。焙研为细末，米饮调服二钱匕，

---

① 仙灵毗：即仙灵脾。

② 太平钱："太"原作"大"，据周本改。

③ 顿：安放。

并服取差。气味清香，其实酸涩，夏红可食，核如枣核，类山茱萸。拣叶背白者用。江西谓之“芦都子”。

治蛇伤

香白芷

右为末，浓煎麦门冬汤调下二钱，神效。

换骨丹 治一切卒中①，手足顽麻，腰膝沉重，左瘫右痪；截四时伤寒，妇人血滞、产前、产后。每一粒，酒一盏，碎捶，浸至夜，温动化散，临睡，和滓服。小儿惊搐，米饮化半圆。

桑白皮 川芎 吴白术 紫河车 威灵仙 蔓荆子各二两 人参 防风 何首乌各二两 地骨皮二两 五味子 木香 苦参各一两 犀角半两 麝香 龙脑各半钱

右为细末，用膏和②。

作膏法

地黄三斤③，去根不去节，剉细 苍术半斤 槐角半斤

右用河水一斗八升，井水亦得，同熬至三、四升，去滓留清者，再熬成膏，和前药，每两作八圆，朱砂为衣。

治痢疾，神效香粟饮子

丁香五枚 罂粟壳五个，炙黄 甘草一寸，炙 白豆蔻仁一枚 乳香一

---

① 卒（cù 猝）中（zhòng 重）：即中风。卒，通“猝”。
② 和：周本“和”下有“圆”字。
③ 地黄：周本作“麻黄”。

皂子大

右㕮咀，以水一碗，煎至半碗，温服。

治烂眶风眼

宣黄连半两，去须　大肉枣三、七个，去核　杏仁五十粒，不去皮尖　脑子一字

右一处，用雪水一升，砂锅内文武火煮，留一盏许，窨三、七日①，以铜筯点②。食后，临卧，日可三、四次点之。杏仁去尖③。

① 窨（yìn 印）：地窖。
② 筯（zhù 助）：筷子。
③ 杏仁去尖：宽保本眉批云："四字疑衍。"

从声韵看《中藏经》之成书时代

《中藏经》始载于宋·郑樵《通志·艺文略》“医方”下篇，题曰“《华氏中藏经》”。陈振孙《直斋书录解题》录为“《中藏经》一卷，汉·谯郡华佗元化撰”。然关于本书作者及成书时代，千年来聚讼纷纭，竟成疑案：有据本书前之序言疑为邓处中撰者，如《宋史·艺文志》题为“灵宝洞主探微真人撰”；有据书中内容及文词疑为六朝人之手笔者，如孙星衍谓“此书文义古奥，似是六朝人手笔，非后世所能假托”①；有据书中避宋讳及某些方药见于《千金要方》、《外台秘要》，因而断定为宋人之作者，如周锡瓒、章太炎；有统斥为后人托名之作而又具有元化遗意，或为华佗弟子所辑者，如吕复。种种议论，莫之能定。我们知道，语音的变化具有严密的轨迹和鲜明的时代特征，因此本文试图从本书为数不多的韵文中找出一些蛛丝马迹，以为探求其成书时代之一助。

一、《中藏经》的韵文

《中藏经》并非韵书，押韵之文也不很多。有韵之文主要集中在本书上卷《阴阳大要调神论第二》（以下《中藏经》原文均引自北京人民卫生出版社 1990 版李聪甫《中藏经校注》）篇中，略有数条，具体如下：

---

① 孙星衍．华氏中藏经·序［M］．上海：商务印书馆，1956，1

（1）《金匮》曰：秋首养阳，春首养阴（侵）。阳勿外闭，阴勿外侵（侵）。火出于木，水生于金（侵）。水火通济，上下相寻（侵）。人能循此，永不湮沉（侵）。此之谓也。

（2）欺残正体，消亡正神（真）。缚绊其身，死生告陈（真）。

（3）殊不知脉有五死，气有五生（庚）。阴家脉重，阳家脉轻（清）。阳病阴脉则不永，阴病阳脉则不成（清）。阳候多语，阴症无声（清）。多语者易济，无声者难荣（庚）。阳病则旦静（静），阴病则夜宁（青）。阴阳运动，得时而行（庚）。阳虚则暮乱，阴虚则朝争（耕）。朝暮交错，其气厥横（庚）。

（4）死生致理，阴阳中明（庚）。阴气下而不上曰断络，阳气上而不下曰断经（青）。阴中之邪曰浊，阳中之邪曰清（清）。火来坎户，水到离扃（青）。阴阳相应（证），方乃和平（庚）。阴不足则济之以水母，阳不足则助之以火精（清）。阴阳济等，各有攀陵（蒸）。上通三寸，曰阳之神路；下通三寸，曰阴之鬼程（清）。阴常宜损，阳常宜盈（清）。居之中者，阴阳匀停（青）。是以阳中之阳，天仙赐号；阴中之阴，下鬼持名（清）。顺阴者多消灭，顺阳者多长生（庚）。逢斯妙趣，无所不灵（青）。

从押韵情况看，（1）（2）两条属于独韵；重点考察（3）（4）两条。（3）（4）两条涉及到《广韵》的庚、清、青、静、耕、蒸、证7个韵部的字，（3）是庚、清、青、静相押，（4）是庚、清、青、证、蒸相押。我们通过这7个韵部各个时代的分合即可看出本文押韵的时代特征。

二、上述七韵在不同时代的分合

王力先生在其《汉语语音史·历代的音系》一书中，主要把我国的语音演变分为先秦音系、汉代音系、魏晋南北朝音系、隋—中唐音系、晚唐—五代音系、宋代音系、元代音系、明清音系、现代音系共9个音系[①]。我们将七韵考察到元代，因为本书不可能晚于宋元。从这七韵不同时代的分合情形来考察本书的押韵与哪个时代相吻合，就能看出本书的成书时代了。我们考察本书的押韵情况，依据的是《广韵》韵目，这是因为《广韵》是流传至今最早、最系统、保留最为完整的韵书。研究古音的方法主要是以此书为依据，上溯古音，下推今音的。

1. 七韵在先秦音系中的情况

这七韵的字，若按先秦的韵部归属，其情况如下：

阳部：行、明、横；耕部：轻、荣、停、争、生、声、名、程、盈、平、宁、扃、经、清、静、精、成；蒸部：陵、应。

这里值得注意的是，汉代耕部的"行、明、横"在先秦属阳韵，这在《诗经》和《内经》里都能得到证明，如《诗经·卷耳》："采采卷耳，不盈顷筐（阳）。嗟我怀人，寘彼周行（阳）"[②]。"行"与"筐"相押，先秦同属阳韵。又如《素问·经脉别论》："饮入于胃，游溢精气，上输于脾，脾气散精，上归于肺，通调水道，下输膀胱（阳）。水精四布，五经并行（阳）。合于四时五脏阴阳（阳），揆度以为常（阳）也"[③]。"胱、行、阳、常"相押，先秦都属阳韵。

"行、明、横"等字在西汉还属阳韵，到东汉则转入耕部。根据《内经》押韵特点，认为《内经》成书于西汉之前还是可信的。

---

① 王力. 汉语语音史［M］. 北京：中国社会科学出版社，1985，17，372

② 中国历代诗歌选.［M］. 北京：人民文学出版社，1981，4

③ 黄帝内经素问［M］. 北京：人民卫生出版社，1978，139

在《诗经》中，蒸部字“蒸、雄、崩、肱、陵、应”与耕韵字“定、生、成、宁”是绝不相押的。

2. 七韵在汉代音系中的情况

到了汉代，尤其是东汉，语音发生了较大变化。耕部范围扩大，先秦阳部“英、京、兵、明、庚、兄、行、卿、衡、横、病、竟、景”等转入耕部，如张衡《东京赋》：“其内则含德章台，天禄宣明；温饬迎春，寿安永宁；飞阁神行，莫我能形”①。

文中“明、宁、行、形”相押。其实，“明、行”在先秦属阳韵，到东汉则与耕部韵“宁、形”相押，足见语音的变化。至于先秦蒸韵字“应、陵”到了汉代依然是独立的。

3. 七韵在魏晋南北朝音系中的情况

魏晋南北朝阳部、耕部与汉代一样无变化，只有蒸部分化为蒸、登两部，“陵、兴、胜”等属蒸部，“恒、朋、腾、能、证”属登部，一般是蒸、登分押。

4. 七韵在隋－中唐音系中的情况

此时《广韵》中的阳、唐同用，庚、耕、清同用，青独用。魏晋南北朝的耕部此时分化为庚、青两部。

庚、耕、清同用，如杜甫《羌村》（其三）的用韵为：争（耕）、荆（庚）、行（庚）、清（清）、耕（耕）、征（清）、情（清）、横（庚）。诗中“耕、庚、清”同韵显然。

但青部字只独用，如卢照邻《文翁讲堂》用韵为：亭（青）、青（青）、铭（青）、灵（青）。此时蒸、登与庚、青依然不同用。

5. 七韵在晚唐－五代音系中的情况

① 严可均. 全上古三代秦汉三国六朝文［M］. 北京：中华书局，1958，765

隋一中唐的庚、青两部，到晚唐合并为一部，这从当时的反切中尤能得到证明。此时蒸、登同用，蒸、登与庚、青依然不相押。

6. 七韵在宋代音系中的情况

在宋代，庚、青部发生了分化：二等字独立出来，成为庚生部，包括《切韵》庚韵二等字和耕韵字；三、四等分成京青部，包括《切韵》庚韵三等字和清青韵字。上述七韵的字在宋代音系中的分布情况是：

庚生部：行、横、生；京青部：声、平、清、轻、停、荣、青、明、盈、精、宁、名、成、程；蒸登部：陵、应。

宋代庚生、京青虽为两部，但在词中，则常可通押，如辛弃疾《鹧鸪天·赋雪》用韵为清（清）、明（庚）、声（清）、情（清）、平（庚）、屏（青）。

在诗中，蒸登与庚青是绝不相押的，但在词中，也可相押了，如宋·周邦彦《少年游》的用韵为：橙（蒸）、笙（庚）、更（庚）、行（庚）。

在词中，蒸登与庚青显然已经通押了。为什么诗不能押而词可押呢？这是因为诗韵与词韵不同，近体诗（特别是律诗）是封建社会科举考试的科目，用韵有严格的规定，而词只是“诗余”，用韵无正式的规定，宋词的作者多半是按宋代的实际语言用韵的。清人戈载根据宋元用韵情况，编辑了《词林正韵》一书，该书将词韵分为十九部，其中的第十一部即庚青蒸，也就是把庚青蒸当成一部了。由此可见当时实际的语音情况。

实际上，《广韵》并非宋代实际语音。《广韵》来自《切韵》，而《切韵》是兼有“古今方国”之音的，并非当时的实际用韵。

因《广韵》分韵太多，用韵太窄，且到了宋初语音有了新发展，于是宋景祐四年（1037），诏令丁度等刊定窄韵十三，许附近通用，改名为《礼部韵略》。到了宋淳祐十二年（1252），江北平水刘渊编成了一部《壬子新刊礼部韵略》，书中共107韵，就是将以前许令通用同用的地方完全合并了。《礼部韵略》将去声“证嶝”两韵并入“径”韵。稍前王文郁《新刊韵略》实际上是把去声“证嶝”两韵并入“径”韵，而且将上声“拯等”也归并到“迥”韵里了。这就是我们通常所说的“平水韵”，即“诗韵”。王力先生在《汉语音韵》中说：“拯等两韵并入迥韵，证嶝并入径韵，虽然是自乱其例（相应的平入两声并未并韵），但也反映了一种情况，那就是当时蒸登两韵（及其上去入声）实际上已经跟庚、耕、清、青四韵相混了。在唐代，这两种韵是截然分开的。在诗人所写的古风中，青韵可以跟庚耕清押韵，但是绝不跟蒸登押韵。现在蒸登的上去声并入黄韵的上去声，显然是因为实际读音已经为一。至于相应的平入还不合并，那是字数较多的缘故”①。

由宋词的押韵及平水韵对《广韵》的合并可以看出，在宋代，庚耕清与蒸登在实际语音中已是一部了。

7. 七韵在元代音系中的情况

元泰定元年（1324），周德清著《中原音韵》，将韵归为十九韵，将宋代的庚生、蒸登、京青合并为庚青，而元曲的押韵情况也充分证明了它们应当并为一部，如乔孟符《两世姻缘·第二折》（节录）：

“假若我乍吹箫别院声（清），

---

① 王力. 汉语音韵［M］. 北京：中华书局，1980，54

他便眼巴巴帘下等（登），

直等到星移斗转二三更（庚）。

入门来画堂春自生（庚），

紧紧的将咱搂定（青），

那温存，那将惜，那劳承（蒸）!”①

《中藏经》已见于宋·郑樵《通志》，不可能为元人所作，我们将上面七韵考察到元代，只是为了说明庚、青、清、蒸、登到了元代已非常明显的合流了，而它们的合流在宋代已见端倪。

三、结论

以上已将《中藏经》中押韵的七韵的字上推至先秦，说明它们在先秦分别属于阳、耕、蒸；下探至宋元，说明它们在宋元语音中实际上是一韵了。《中藏经》并非严格的诗韵，所以它的押韵当是宋代实际语音的反映，而不是偶然的巧合。由此可见，《中藏经》很有可能成书于宋代，至少本书卷上第二篇为宋人作品。当然，书中的某些内容也许渊源更早些。

注：①括号中的韵目采用的是《广韵》韵目。

②证："证"繁体字为"證"，其声符"登"先秦属"蒸"韵。

① 王力. 汉语语音史［M］. 北京：中国社会科学出版社，1985，17，372

《中藏经》序跋题记简录

一、楼钥跋（《攻媿文集》）

余少读华佗传，骇其医之神奇，而惜其书之火于狱。使之尚存，若刳腹断臂之妙，又非纸上语所能道也。古汴陆从老，近世之良医也，尝与之论脉，曰“无如华佗之论最切”，曰“性急者脉亦急，性缓者脉亦缓”，“长人脉长，短人脉短”，究其说未暇也。一日得闽中仓司所刊《中藏经》读之，其说具在，盖贰卿姜公诜为使者时所刊，凡三十余年而余始得之。序引之说，颇涉神怪，难于尽信，然其议论卓然，精深高远，视脉察色，以决死生。虽不敢以为真是元化之书，若行于世，使医者得以习读之，所济多矣。惜乎差舛难据，遂携至姚江，以叩从老。从老笑曰：“此吾家所秘，不谓版行已久。”因出其书见假。取而校之，乃知闽中之本未善，至一版或改定数十百字。前有目录，后有后序，药方增三之二。闽本间亦有佳处，可证陆本之失，其不同而不可轻改者，两存焉，始得为善本。老不能缮写，俾从子溉手录之。蕲春王使君成父，闻之欣然，欲于治所大书锓木，以惠后学，且以成余之志。溉所录，面授而记其始末于左。药方凡六十道，亦有今世所用者。其间难晓者有之，恐非凡识所及。佗传称处剂不过数种，又未知此为是否。好事者能以闽本校之，始知此本为可传也。

二、陈振孙《直斋书录解题》

《中藏经》一卷，汉谯郡华佗元化撰，其序称应灵洞主少室山邓处中自言为华佗先生外孙，莫可考也。

三、吕复题（转录自《医籍考》）

《中藏经》八卷，少室山邓处中云：华先生佗，游公宜山古洞，值二老人，授以疗病之法。得石床上书一函，用以施试，甚验。余乃先生外孙，因吊先生寝室，梦有所授，获是书于石函中。其托为荒诞如此，竟不考，《传》狱吏焚书之实，其伪不攻自破。按《唐志》有吴普集华氏药方，别无"中藏"之名。普其弟子，宜有所集，窃意诸论非普辈不能作，邓氏特别附方，而更今名耳。盖其方有用太平钱并山药者，盖太平乃宋熙陵初年号，薯蓣以避厚陵偏讳而始名山药，其余可以类推。然脉要及察声色形证等说，必出元化遗意，览者细为审谛，当自知之。

四、俞弁《续医说》

《中藏经》八卷，相传华元化撰，按《唐书·艺文志》有吴普集元化药方，别无"中藏"之名。普广陵人，亲授业于元化之门，以术艺知名，今集中所论，非普不能作。灵洞道士邓处中自序元化外孙，因吊寝室，得此书于梦中。余窃疑其妄诞。论后附方，意者皆邓生增入之耳。如地黄煎丸内有山药，古方名"薯蓣"，为避宋英宗讳故易名山药；烧肝散内有白术、苍术，《本草》及古方书止云"术"，不分苍、白二种；牢牙地黄散细注云此方见"僧文莹《湘野山录》”，文莹宋僧。三者可证其出于邓生之手，览者当自知之。

五、冯梦祯跋（《快雪堂集》）

此赵魏国晚岁养闲书也。录《华氏中藏经》四十七条，首尾俱不完，为二卷，而后附秘方六十道，别为一卷，分而复合，喜为润卿所有。笔法萧散，闲肆无意，意多弇州先生王百谷、董玄宰跋之详矣，而润卿复乞余一转语。余观古人以文章书画名后世者，类不肯虚其暇日，至于晚岁，娱老养闲，此意不废。相传魏公日课万字，佛道圣典、人间秘书，随意挥洒，不径而走天下。况此三卷二万余言，为秘论名方，是活人寿世而希传者耶。晴窗雨轩，随拈一卷，焚香披阅，便可永日，慎卿其宝之。

六、周锡瓒跋

世传医书，莫古于《素问》，王冰谓即《汉·艺文志》“黄帝内经”，然已不合于十八卷之数，况后出之书耶？惟求其是者信之而已。《华氏中藏经》，陈直斋《书录解题》云一卷，《宋史·艺文志》同。然《魏志·佗传》：佗出一卷书与狱吏，吏不敢受，索火焚之。则佗之书久绝矣。何以至宋世而忽出耶？《传》又称：其弟子吴普、樊阿从佗学，普准佗治，多所全济，阿善针术，普年九十余，阿寿百余岁。则佗书虽不传，而弟子习其业者，亦可以著书传后。《隋书·经籍志》载：吴普撰《华佗方》十卷、《华佗内事》五卷、《观形察色并三部脉经》一卷、《枕中灸刺经》一卷。普集《华佗药方》，新、旧《唐书》皆载于《经籍》、《艺文志》；

而《宋·艺文志》亦有《华佗药方》一卷。其书想北宋时尚有流播，或多残缺，故其时名医缀辑而成此书，别立名目，以托于华氏。且宋自建隆以来，甚重医学，乾德初，考校医宦艺术，太平兴国间访求医书，其时王怀隐成《太平圣惠方》，李昉详定《唐本草》，仁宗时许希亦著《神应针经要诀》。宋重医学，几与唐之明法明算等，疑其书或出于此时，虽非元化之书，要其说之精者，必有所自也。书一刻于宋之闽中，为仓司本，一为楼攻媿钥所校本。余得旧钞本，前后多缺，无序文目录并楼公跋，且避高、孝两朝讳，疑即攻媿所校本。因取新安吴氏刻本补其缺，而用一"按"字注于下，以别于原注，并从《攻媿集》中录跋附于后，始得为完书。后附药方，医统本倍于此本，其相同者仅二十方，余皆后人以意增入，非原书也。今悉依旧本，虽未得宋刊校补，然已与医统本迥别矣。书之可传，攻媿跋之已详。兹述其书之由来，而使世之学者，勿以《魏志》有火于狱之说而疑之也。书凡一卷，后附方六十道，因为上、下二卷云。乾隆五十七年秋九月，茂苑周锡瓒识于枫桥之香严书屋。

七、《四库未收书目题要》

《中藏经》三卷，汉华佗撰，分上、中、下三卷。《隋书·经籍志》载华佗方十卷，《唐·艺文志》并载华佗药方一卷，注云灵宝洞主探微真人撰，与此别为一书无疑矣。是编今吴中有赵孟頫手写本，分上、中、下三卷。《隋志》列有华佗观形察色并三部脉经，盖即是书之中卷也。其书文义古奥，似是六朝人手笔，非后世所能假托。

八、孙星衍《廉石居藏书记》

《华氏中藏经》二卷。右《华氏中藏经》二卷，见《书录解题》，称《中藏经》一卷，汉谯郡华佗元化撰，其序称应灵洞主少室山邓处中自言为华先生外孙，莫可考也。宋《艺文志》“华”字讹作“黄”。予在都门见赵氏孟頫手录一本，前缺才数百字，大胜俗本。内方药有改易分量、删落全条者，知明代刻书之不可恃矣。《旧唐书·经籍志》有华氏药方十卷，注云《华佗方》，吴普集，别是一书。

九、孙星衍《平津馆藏书记》

《华氏中藏经》三卷，前有应灵洞主探微真人少室山邓中处序。《宋史·艺文志》误作《黄氏中藏经》一卷，灵宝洞主探微真人撰，陈氏《书录解题》有此书，亦作一卷。此本卷上第十篇性急则脉急以下及下卷，为赵孟頫手书。第十篇以上及中卷，余以明江澄中刻本补写成之。

十、李筠嘉《慈云楼藏书志》

《中藏经》二卷（扫叶山房本），旧题汉华佗撰，隋唐《志》具不著录，《书录解题》始载之，作一卷。《宋志》作《黄氏中藏经》一卷，“黄氏”二字疑衍也。前有序题应灵洞主探微真人少室山邓处中撰，殆道流也。序末题“甲寅秋九月”，不表时代。处中自为元化外孙，梦授此书，其言怪涎无稽。又其书称元化撰，而所载之方有称左慈真人、葛元真人者。左尚同时，葛则晋人矣。

殆出于宋代方士所托名，然其书文义古奥，方论亦极有精理，其源非无自也。宋刻有闽中仓司本、楼攻媿钥校本，今皆罕见。明吴勉学《医统正脉》中所收者，窜改不足据。扫叶山房本中有避高孝两庙讳者，疑即从攻媿校本录出。惜间有残缺，乃补以医统本，校注于下。凡为论四十九篇，方六十道。医统本所载之方几倍之，固改作七卷，然其不相同者仅二十方，余皆后人以意增入，非原书也。

十一、重刊中藏经自叙（徐沛）

尝观范文正曰：不为良相，当为良医。而陆宣公在忠州，亦惟手校方书，每叹古人济世之心，先后同揆。仆身不习医，而济世一念耿耿于中。每见海内方书，则购而藏之，方之效者，珍而录之，以为庶司济人之急。然而古今奇方，尤以不及见为恨。且自愧不能为良医，虽藏之多而何所取择乎？近游沪上，偶得华祖师《中藏经》一帙，阅之实为《内经》羽翼、《本草》津梁，司命之家，岂可一日缺乎？夫医之为术，临病之际，变化百端，非惟以文字传难，以言语传亦不易矣。故古圣人之为书也，寓意于不偏之经，求义于不倚之理，将令达者神而明之，存乎其人，况祖师名重当时，其术载在史传。扁、华之书，为医者岂可废乎？仆恐其年久湮没，致同青囊之憾，是以即付手民，重为校刊，并附《内照法》于后，公诸海内，聊以誌私洲前贤济人之心于万一云尔。光绪六年岁在庚辰仲夏，兰皋山樵舜山徐沛自书于沪上之客次。

十二、重刊中藏经叙（朴弇居士）

荆山之璧由卞和传，丰城之剑以雷焕闻，盖物隐显，虽自有时，亦俟其人焉耳。如华佗祖师《中藏经》，其然哉。传云师受诸异人，遂以神医。游其门者，吴普、樊阿辈，亦能究心元妙，深入奥旨。迨祖师之遭祸也，外孙邓氏藏其书，惜性非所嗜，术无施焉。它若户枢、五禽等之说，世多传之，至今不替，独是书，人疑其怪奇，几湮没无闻矣。上虞徐君舜山，嗜古好奇，兼喜方书，尝游海上，偶得此书善本，还秘青囊，既而谓："与其私于一人也，何若公于众人。"于是校其错讹，补其阙漏，标明考证，重付剞劂，俾流传海内，元化之法复显于世，宜与《难经》并行焉。时维光绪六年岁次庚辰嘉平月，上澣朴弇居士书于海上之寄鹤巢。

十三、新刊中藏经序（周学海）

三代以后，医学之盛，莫如汉，前有阳庆、淳于意，后有仲景、元化，盖四百余年而得四医圣焉。阳庆、淳于意无遗书。仲景方论自西晋已散失，叔和搜辑成编，绵绵延延，至于今日，若存若亡。独华氏书晚出而最完，顾或以晚出伪之。观其书，多详脉证，莫非《内经》之精义要旨，而又时时补其所未备，不但文章手笔非后人所能托，其论脉论证，至确且显，繁而不泛，简而不略，是熟于轩岐诸书，而洞见阴阳血气升降虚实之微者，非知之真，孰能言之凿凿如此。世俗好谈其刳肠涤髓，而不知其学术之正大而精到也。且往往摘其"诸迟为寒，诸数为热"、"寒者温之，热者凉之"等语，以为浅陋，不当出于华氏。不知热脉不止于数，不得谓数非热；寒脉不止于迟，不得谓迟非寒。至于真寒假热，真热假寒，此后世辨证不明，曲为此说，岂所以议古之圣于医者耶？其方甚简，巢元方所谓佗之精微、方类单省是也。又，巢氏谓华佗有太乙决疑双丸方，云治八瘩、五疝、积聚、伏热、留饮、往来寒热，此经不载，则华氏书已不无散佚矣。夫古医经之传于世者，尚有几卷？而好生异义，以矜博洽者，必欲旁称曲引，反复以斥其伪，是将古籍澌灭，至无一存而后快也，吾不知其所用意矣。初得坊本，讹脱难读，继得孙氏平津馆本，略胜坊本，究未完全，独下卷方孙本较全，而坊本乃更有方三卷，若荆芥散、五皮散久重于世，孙本不载而坊本有之。又有《内照法》一卷，云出于华氏，此必有所据，《脉经》曾引用之，但不言出自佗耳。今于前三卷，悉遵孙本，其间字句错落，为检《内经》、《脉经》，略加补注于各篇之末。其高宗、孝宗庙讳字样，悉改用本字，以从其实。坊本方三卷，题为附方，并《内照法》附刻于后，以别于孙本焉。辛卯夏五周学海谨记。

十四、姚振宋《后汉书·艺文志》

按华元化一卷书已自焚于狱中，《隋志》所载四种及《五禽戏诀》，大抵皆其弟子吴普、樊阿、李当之等所撰录，《中藏经》则又似后人综录其书为一袠者，《御览》八百六十七引《华佗食论》曰：苦茶之食，益意思。不知在何书中。

十五、曾朴《补后汉书艺文志考》

按《隋志》所载华佗诸书，今俱亡佚，外间所传，惟有赵孟顺手写本《中藏经》上中、下三卷。然此书隋、唐、宋《艺文志》均不著录，至郑樵《通志·艺文略》及陈振孙《书录解题》始载之。其卷端有应灵洞主探微真人少室山邓处中序一篇。处中自序为佗外孙，谓此书因梦得于石函，其言皆怪诞，不可究诘，序末题“甲寅秋九月”，古人无以干支纪岁，伪迹显然。今绎其书，上篇《生成论》及《寒热论》两引《金匮要论》盖即仲景《金匮要略》中语。仲景之书皆系晋·王叔和所题，至《金匮要略》之名，隋、唐《志》皆无之，始见于《直斋书录解题》，云是书得于馆阁蠹简中，本名《金匮玉函要略》，自后《文献通考》、《宋史·艺文志》始皆载之，则是书当是唐以后人题，并非叔和原本也。佗在汉时，安能知唐以后书名乎？又下卷疗诸药方中，引葛元真人百补构精丸，案《御览》六百六十三引《列仙传》云葛元师于左慈，《神仙传》云葛元字孝先，从左慈受《九丹金液经》，则元盖左慈弟子，左慈、华佗同事曹操辈等，元为慈弟子。其辈行明后于佗，而此书称之为真人，其乖甚矣。又巢元方《病源候论》二十引范汪所录华佗太一决疑双丸方，治八瘠、五疝、积聚、伏热、留饮、往来寒热而不的显，如此大方而此书阙如，亦一破绽也。故阮云台、孙星衍皆疑为六朝人手笔，良是。惟方伎之书，每多真伪杂揉，去古未遥，坠简斯在，其中如中卷《诸病治疗交错致于死候》、《论诊杂病必死候》、《察声色形证决死》三篇王叔和《脉经》五十、《千金方》三十八脉法皆引，上卷《论肝脏虚实寒热生死逆顺脉证之法》以下十一篇，不但文义古奥，即论脉论证，皆洞见阴阳升降虚实之微，显于余卷不同，非后人所能伪托。疑三篇即《隋志》《观形察色经》，十一篇即《三部脉经》也。又陶氏《说郛》及钱塘胡氏《百名家书》、《格致从书》中载有《华佗内照图》、《内照经》各一卷，其书隋、唐、宋《志》皆不著录，惟王叔和《脉经》曾引之。叔和晋人，去佗未远，既经引据，其非后人伪造可知。愚疑《隋志》所载《内事》五卷即此，盖“内照”与“内事”意同，“视”、“事”又因音近而讹也。至卷数多寡不符，则亦不完之本耳。

十六、《续修四库全书总目提要》

《华氏中藏经》三卷，《平津馆丛书》本。汉·华佗撰，佗事迹见《后汉书》、《三国志》。是书著录于郑樵《通志·艺文略》、陈振孙《书录解题》、《宋史·艺文志》，并作一卷（《宋史·艺文志》作《黄氏中藏经》，黄乃华之讹。其注云应灵洞主探微真人撰者，乃邓处中之号，因处中作序，遂视以为撰书之人），明·吴勉学刊人《医统正脉》，作八卷。清·孙星衍见元赵孟頫手写本，卷上自第十篇起，至第二十九篇为一卷。卷下自万应圆起，至末为一卷。又见周氏所藏元人写本，亦称赵书，其上中下三卷，而缺第四十八、第四十九两篇。星衍以两本合为足本，凡论四十九篇，分为上下二卷，药方六十道，列为下卷，定为三卷，于嘉庆戊辰年刊入丛书。同时又有嘉庆庚申年间周锡瓒刊本，作二卷。后有宋楼钥跋。其锡瓒跋略云：是书一刊于宋之闽中，为仓司本；一为楼攻媿钥所校本，今得旧抄本，前后多缺，无序跋目录，避宋高、孝两朝讳，疑即攻媿校本。因取新安吴氏刻本补其缺，并从攻媿集中录跋附后，始得为完书。又云：书凡十卷。（疑十为一之讹），后附方六十道，因为上下二卷，日本涩江令善等《经籍访古志补遗》二本并载，谓本二卷，而孙氏所藏具上中下三卷，语似牴牾。然检孙上下文意，不过言全帙具存，盖周所藏实一卷，悠臆分二卷者，原为失之，其说允当。按《隋书·经籍志》所载华氏之书，有《华佗方》十卷，注吴普撰；梁有《华佗内事》五卷；又《华佗观形察色并三部脉经》一卷，又《华佗枕中灸刺经》一卷，自唐以后，皆无传本传世。孙氏谓《观形察色并三部脉经》，即是书中卷论诊杂病候已下二篇，其说近是。古书流传既久，往往篇卷更易。吴勉学所刻诸书，粗疏不加考订，孙氏谓其脱落舛误，每篇皆有，而药名次序分量俱有删易，此本悉为校正，自较可据，故以之著录焉。医统本药方分为三卷，不特脱落舛误，所增药方亦不少。其地黄散一方注云出僧文莹《湘江野录》，又附有方歌，与全书体例不符，意为窜乱显然可见。

十七、丹波元胤《医籍考》

按是书名“中藏”者，取宝而藏之之义，《后汉书·百官志》曰：“中宫私府令一人，六百石”，注：“官者主中藏币帛诸物。”又《盖勋传》曰：“多出中藏财物以饵士”，注：“中藏犹内藏也。”孙星衍谓卷第分合之异后人所改，然考楼跋，宋时已有两本，盖吴勉学所辑，据闽中仓司刊本者，与楼氏所谓“一版或改定数百字，药方增三之二”者相符。赵文敏所书，则以蕲春王成父刊本为祖者，其详记楼氏校语，并避两朝庙讳，则可以为证焉。特周刻合为二卷，殆不可解。孙氏序称周本具有上、中、下三卷，而周刻卷未有“已上八方，陆本在中卷四十论后”语，则原又为三卷。孙又称中卷《论诊杂病必死》已下二篇，以为《隋志》所载佗书遗文，因查叔和《脉经》，有《扁鹊华佗察声色要诀》，其论要略相类，则知其出于佗书，孙说可谓详确矣。

十八、新校正中藏经叙（十街信敏）

荆山之璧由卞和传，丰城之剑以雷焕闻，盖物隐显，虽自有时，亦俟其人焉耳。如华佗《中藏经》，是其然矣哉。传云佗受诸异人，遂以神医矣。游其门者，吴普、樊阿辈，亦能究其技。佗之遭戮也，外孙邓氏藏其书家，而非其人术无施焉。若夫户枢、五禽等之说，世多传之，至今不衰，而独此书，人疑其怪奇，泯泯几乎亡矣。医官仁庵者，好古之士也，尝游京师，得此书善本，还秘青囊，既而谓与私于一人也，宁公于众人。于是乎访求四方，校纷订漏，且以上木。其用心也可不谓勤乎？书成请叙，余素昧乎医，庸何能为之轻重哉。虽然，求之弗息，妄题一言曰：《中藏经》之隐也久矣，由斯举后显于世，岂非一奇事乎？仁庵姓吉冈，名玄昌也，仕本藩在伯米府。宽保改元之春，因州十街信敏撰。

十九、新校正中藏经序（三宅玄甫）

古往今来神医术者，华先生在焉。因革由范，祖述当器，幸有此书传矣，宜与《难经》并行也，实《内经》之羽翼，《本草》之舟楫也。司命之家，其可一日缺乎？惜哉传者设为奇梦异人，以神其授受，而坐令读者茫然，可谓此书之不幸、斯道之大厄也。夫医之为术，临病之际，变化百端，非啻以文字传之难，以言语亦不易矣。故古人之为书也，寓意于不偏之经，求意于不倚之理，将令达者神而明之，则攻守精当，活死起废，莫不应效若神迹，故自非详敏高迈之徒，未若标月指之动树，喻之明且尽焉，是以好古者其鲜矣。局者且曰：华先生者，神医也，其术载在史传，其神奇非常人之所可企及，奚高远之是务，嗟吁盍思之甚乎。《易》曰：精义人神，以致用也。此为其途辙者，扁、华之书也，为医者不学而可乎？同志吉冈君，有所深见于此，而憾书肆所藏极少，不易得，将今发其藏本，新校正之，镂诸梓，以惠厥同胞而告诸先生。先生曰："善哉此举，盍加标考，以见古人用意之端绪，敢为后学进步之阶梯，吾子识之。"吉冈君曰："敬哉。"于是购得数本，补其漫灭，订其误字，申明理致之源委，揭出据径之标的，靡不殚精极微，阅月成书，请鉴定诸先生。伏惟恭遇本朝雍熙之世，文物滋盛，而吾堀先生出，上自轩岐，下至百家，莫所不研穷焉。发先哲未发之秘，解后贤多岐之疑，以医术大鸣于当世，故天下谭医者，俯首而出其下，称为斯道之大成矣。亲炙其门，浴其泽者，荣幸又何加焉。想此刻一出，元化之法，粲然无遗漏，盖于与《难经》并行乎，何有不侒？喜吉冈君与斯世共也，而喜其简端有余地，故不揣樗散之才，遂为一言，而称其善焉。吉冈君为伯州之杰士，若夫生之履历，已载提翁全书序中，兹不赘。元文纪元之初岁集丙辰七月之吉，武陵后学三宅玄甫撰。

二十、新校正中藏经序（吉冈玄昌）

夫医不敢不学，苟欲强恕，奚不读古贤之书，《素》、《难》、《伤寒》者最是古矣。若夫《中藏经》，亦华先生之秘典，而探微真人以传之。其为书也，尽钓阴阳之幽，明致《素》、《难》之玄，而治法之变化，至诊脉之微妙，一无不出于期矣。呜呼！此以为活人之书不诬焉。由是观之，先生临戮与狱吏，吏不肯受之，忽所焚烧之书，岂得非此经也乎哉！惟怨汉、魏、唐《志》已不载其目，后世使孙俞之党，为不合圣经之说、真伪未决之论，纷纭于今焉。虽然，请以史言之。古曰：长袖善舞，多钱善贾，信哉言乎。范睢厄于齐，折胁摺齿；蔡泽困于赵，被逐弊鬲。及二人羁旅人秦，继踵取卿相，垂功于天下矣。如此二子者，非愚乎彼而贤乎期，由其君之明不明也。故君人者不可不明，知人能使之焉。学者之于书也，其犹人君之于人乎？明知而能使，则一言而终焉，况《中藏经》也乎？惜哉往昔浪华大回禄，而书亦婴池鱼之灾，遂为乌有矣。（昌）遨游京师之日，偶得此书，阅之字句差缪，而将使视者为怀疑之忧，于是不愧愚之不才，窃有志为之校正而未成，敬告于堀先生。先生曰："善哉！何有让师？"手出一书授之。（昌）拜读之，则《中藏》之善本也。盖先生之于学也，天机秀发，而丹溪之再见，复起于紧也。尝审其教生徒也，户外履满，则不问布衣缙绅，讲习切磋，无射寒暑。其立言著书也，孜孜不倦，积盈卷轴，实为后学之模范，可谓医道之根基，当代之豪英也。（昌）幸从学先生有年所于兹，其间所得，字外之口授者亦不少。今据其善本，正文字，分句读，加训点，增标考，质诸先生，先生从而然之，改题为新校正，付寿剞劂，公于天下，足以使学者染指知味，免逆天之罪焉耳矣。时元文丙辰夏六月望，伯州医官仁庵吉冈玄昌丰乡夤书于技孤堂。

二十一、新校定中藏经后序（伊藤玄乘）

予术虽非中行之事，而因阴阳之大顺，采儒墨之善，赞莫地之生道也。其为学也，于吾堀先生以观之，声名流罔极，海内殊俗，重迹款门，来请谒见者，不可胜道。有同志鸡群之为孤鹤者，姓吉冈，字玄昌，深究《素》、《灵》之真诠，以晰和、扁之妙绪，独识华先生《中藏》之一经，为与《内经》、《素》、《难》为表里之书，而俯焉质于《内经》，考诸群籍，考核是非，解释文句，其见亦卓乎哉。然犹未为自足，尚之以先生之润色，信足以称大成焉，而锓之于梓，以令致天涯海隅之远，为与穷乡晚进同乐。然则君之意旨，于呼伟乎哉！诚在于千岁之后，而昭于千岁之前。天下之医，岂容杜撰之訾哉。不佞欣跃余，忘于业师，漫书滥竽云尔。元文丙辰秋，东奥后学伊藤玄乘书于雒之芸窗。

二十二、《经籍访古志》（涩江全善）

《华氏中藏经》嘉庆十三年孙星衍校刊本。按，孙星衍序略曰：《华氏中藏经》，今世传本有八卷，吴勉学刊在《古今医统》中（《古今医统》一作《医统正脉》，原注云：《古今医统》，恐《医统正脉》，盖孙氏偶误耳）。余以乾隆丁未年人翰林，在都见赵文敏手写木。卷上自第十篇“性忌则脉急”已下起，至第二十九篇为一卷；卷下自万应圆药方至末为一卷；失其中卷。审是真迹。又在吴门见周氏所藏元人写本，亦称赵书，具有上、中、下三卷，而缺《论诊杂病必死候第四十八》及《察声色形证决死法第四十九》两篇。合前后二本，校刊明本，每篇脱落舛误，凡有数百字，其方药名件、次序、分量，俱经后人改易，或有删去其方者。今以赵写两本为定。赵写本旁注有高宗、孝宗庙讳而不更其字，可见古人审慎阙疑之意。据孙此说，则是书实以此本为最善。然点校文字，则觉周本转优，且孙本不附楼跋，此宜相参而订补也。

二十三、《经籍访古志补遗》(涩江全善)

《华氏中藏经》二卷，嘉庆庚申刊本，聿修堂藏。首有邓处中序，末有楼钥跋、乾隆五十七年周锡瓒跋。按，考楼氏跋文，当时既有闽中仓司所刊，而此本得之古汴陆从老，且曰：取而校之，乃知闽中之本未善，至一版或改定数十百字。前有目录，后有后序，药方增三之二。闽本间亦有佳处，可证陆本之失，其不同而不可轻改者，两存焉，始得为善本。锡瓒跋曰：书一刊于宋之闽中，为仓司本，一为楼攻媿钥所校本。余得旧钞本，前后多缺，无序文目录并楼公跋，且避高、孝两朝讳，疑即攻媿所校本。因取新安吴氏刻本补其缺，而用一"按"字注于下，以别于原注，并从《攻媿集》中录跋附于后，始得为完书。后附药方，医统本倍于此本，其相同者仅二十方，余皆后人以意增入，非原书也。今悉依旧本，虽未得宋刊校补，然已与医统本迥别矣。观此二跋，足以知是书之源流矣。又按，锡瓒又称书凡十卷，后附方六十道，因为上、下二卷云，而孙星衍序称周氏所藏具有上、中、下三卷，语似牴牾。然检孙上文，其意不过言全帙具存，盖周藏本实合为一卷，而其凭臆分二卷者失矣。

二十四、《中国医学书目》(黑田源次)

《华佗中藏经》八卷五册，九行二十四字，框横一四、七，纵二二、三。堀元厚鉴定，吉冈仁庵（玄昌）训注，宽保二年大阪吉文字屋市兵卫、河内屋茂兵卫刊。新校正中藏经序（十街信敏　宽保元年）、新校正中藏经序（三宅玄甫　元文元年）、新校正中藏经序（吉冈玄昌　元文元年）、新校定中藏经后序（伊藤玄乘元文元年）、序（邓处中）、目录。

又《华氏中藏经》三卷二册，十一行二十一字，框横一二、一，纵一五、五，华佗著，附方一卷，《内照法》一卷。《周氏医学丛书》（丛五一）之内，光绪十七年周学海校刊。新刻《中藏经》序（周学海）、孙刻《中藏经》序（孙星衍，嘉庆十三年）、《四库未收书提要》、《中藏经》序（邓处中，甲寅）。

二十五、《续中国医学书目》（黑田源次）

华先生《中藏经》，八卷二册，十行二十字，框横一三、六，纵一九、六。魏·华佗著，明·吴勉学、鲍士奇同校，明万历版（胁坂安元、奈须恒德、森立之、柯逢时手泽本）。华先生《中藏经》序（邓处中　甲寅）、华先生《中藏经》目录。

华先生《中藏经》，八卷一册，十行二十字，框横十三、八，纵一九、四。明·吴勉学、鲍士奇同校，《医统正脉全书》（丛三）之内，万历二十九年刊。应灵洞主探微真人少室山邓处中序，（甲寅秋）、华先生《中藏经》目录。注：第八卷未有木记曰“青莲山人江中澄重校师古斋。”

（高文柱　肖永芝校注）

中藏经

赵孟頫手写本

華氏中藏經卷上

性急則脉急性緩則脉緩反此者逆順此者從也又諸數為熱諸遲為寒諸緊為痛諸浮為風諸滑為虛諸伏為聚諸長為實諸短為虛又短澁沉遲伏皆屬陰數滑長浮緊皆屬陽陰得陽者順陽得陰者逆陰陽消息以經而處之假令數在左手得之浮者熱入小腸得之沉者熱入於心餘皆倣此

五色一作色脉論第十一

面青無右關脉者脾絶也面赤無右寸脉者肺絶也面白無左關脉者肝絶也面黃無左尺脉者腎絶也面黑無左寸脉者心絶也五絶當時即死非其時則半歲死然五色雖見而脉不見即非病者矣

者死不然則生病

精神顛倒脉而不悝言語失次脉候浮沉有力者生無力及食不入胃下利不定者死久病人脉大身瘦食不充腸言如不病坐卧困頓者死若飲食進退脉小而有力言語輕嘶額無黑氣大便結澁者生大凡陽病陰證陰病陽證身瘦脉大肥人脉衰上下交變陰陽顛倒冷熱相乘皆屬不吉從者生逆者死治療之法宜深消息

生死要論第十三

凡不病而五行絕者死，不病而性變者死，不病而暴語妄者死，不
不病而暴不語者死，不病而暴喘促者死，不病而暴強厥一作中
盲者死，不病而暴耳聾者死，不病而暴痿一作緩
者死，不病而暴腫滿者死，不病而暴大小便結者死，不病而暴
無脈者死，不病而暴昏冒如醉者死，此內外先盡一作壞故也。
逆者即死，順者二年無有生者也。

病有災怪論第十四

病有災怪，何謂也？病者應寒而反熱，應熱而反寒，應吐而不吐，應瀉而不瀉，應汗而不汗，應語而不語，應寐而不寐，應水而不水，皆屬災怪也。此乃五臟之氣不相隨從而致之矣。四逆者不治。四逆者，謂主客運氣俱不得時也。

水法有六論第十五

病起於六腑者，陽之系也，陽之發也，或上或下，或內或外，或畜在中。行之極也，有能歌笑者，有能悲泣者，有能奔走者，有能呻吟者，有自委曲者，有自高賢者，有寤而不寐者，有寐而不寤者，有能食而不便利者，有不能食而便自利者，有能言而聲清者，有不能言而聲昧者，狀各不同，皆生六腑也。喜其通者，因以通之；喜其塞者，因以塞之；喜其水者，以水濟之；喜其冰者，以冰助之。病者之樂，慎勿違背，亦不可強抑之也。如此從順，則十生其十，百生其百，疾無不愈矣。

火法有五論第十六

病起於五臟者，皆陰之屬也，其發也，或偏枯，或痿躄，或外寒而內熱，或外熱而內寒，或心腹膨脹，或手足攣急，或口眼不正，或皮膚不仁，或行步艱難，或身體強硬，或吐瀉不息，或疼痛不寧，或暴無語，或久無音，綿綿默默，狀若死人，如斯之候，備出於陰

精液不出則瀉之以水母者是也故喜其汗者汗之喜其溫者
溫之喜其熱者熱之喜其火者火之喜其湯者湯之溫熱湯火亦
在其宜慎勿強之如是則萬全其萬水火之法真陰陽也治救
之道當詳明矣

風中有五生死論第十七

風中有五者謂心肝脾肺腎也五臟之中其言生死狀不同心
風之狀汗自出而好偃仰臥不可轉側言語狂妄若唇正赤
者治宜於心俞灸之若唇面或青或黃或白或黑其色不定眼瞤
動不休者心絕也不可救過五六日即死耳肝風之狀青色圍目
連額上但坐不得倨僂者可治若喘而目直視唇面俱青者死
肝風宜於肝俞灸之脾風之狀一身通黃腹大而滿不嗜食四肢
不收持若手足未青而面黃者可治不然即死脾風宜於脾俞
灸之腎風之狀但踞坐而腰腳重痛也視其脇下未生黃點
者可治不然即死矣腎風宜灸腎俞穴也肺風之狀胸中氣
滿冒昧汗出鼻不聞香臭喘而不得臥者可治若失血及妄
語者不可治七八日死肺風宜於肺俞灸之凡診其脈滑而
散者風也緩而大浮而緊軟而弱皆屬風也又風之病
鼻下赤黑相兼吐沫而身直者七日死也又中風之病口噤筋
急脈遲者生脈急而數者死又心脾俱中風則舌強不能言也
肝腎俱中風則手足不遂也風之厥皆由於四時不從之氣故
為病焉有癮疹者有偏枯者有失音者有歷節者有癲厥者
有疼痛者有聾瞽者有瘡癩者有脹滿者有喘乏者有赤
白者有青黑者有瘙癢者有狂妄者皆起於風也其脈浮
虛者自虛而得之實大者自實而得之弦緊者汗出而得
之喘乏者飲酒而得之癲厥者自勞而得之手足不中者
[illegible]中而得之癮疹者自卑濕而得之[illegible]

許邪亦者，因所犯而作之類，甚者病者，自五時節令同犯，其已而作之于諸惡狀，其狀決出於五臟六腑而生矣，所使之然也，以此斷。

積聚癥瘕雜蟲論第十八

積聚癥瘕雜蟲者，皆五臟六腑真氣失而邪氣并，遂乃生焉。久之不除也，或積或聚，或癥或瘕，或變為蟲，其狀各異。有能害人者，有不能害人者，有為病緩者，有為病速者，有疼者，有痒者，有生頭足者，有如杯塊者，勢類不同。蓋因內外相感，真邪相犯，氣血熏搏，交合而成也。積者繫於臟也，聚者繫於腑也，癥者繫於氣也，瘕者繫於血也，蟲者乃血氣食物相感而化也。故積有五，聚有六，癥有十二，瘕有八，蟲有九，其名各不同也。積有心肝脾肺腎之五名也，聚有大腸小腸膽胃膀胱三焦之六名也，癥有勞氣冷熱虛實風濕食藥思憂之十二名也，瘕有青黃燥血脂狐蛇鱉之八名也，蟲有伏蛇白肉肺胃赤弱蟯之九名也。為病之說，出於諸論，治療之法，皆具于後。

勞傷論第十九

勞者，勞於神氣也；傷者，傷於形容也。飢飽無度則傷脾，思慮過度則傷心，色欲過度則傷腎，起居過常則傷肝，喜怒悲愁過度則傷肺。又風寒暑濕則傷於外，飢飽勞役則敗於內。晝感之則病榮，夜感之則病衛。榮衛經行，內外交運，而各從其晝夜也。勞於一，一起為二，二傳於三，三通於四，四干於五，五復犯一，一至於五，邪乃深藏，真氣自失，使人肌肉消，神氣弱，飲食減，行步艱難，及其如此，則雖司命亦不能生也。故《調神氣論》曰：調神氣，謹酒色，節起居，省思慮，薄滋味者，長生之大端也。診其脈，甚數（一作躁，下作脈數甚遲），甚急，甚細，甚弱，甚微，甚澀，甚滑，甚短，甚長，甚浮，甚沉，甚緊，甚弦，甚洪，甚實，皆生於勞傷（說詳下調）。

傳尸論第二十

傳尸者非爲一門相染而成也人之血氣衰弱臟腑虛羸中於
鬼氣因感其邪遂成其疾也其候或咳嗽不已或胸膈妨悶或
肢體疼痛或肌膚消瘦或飲食不入或吐利不定或吐膿血或
嗜水漿或好歌詠或愛悲愁或癲風發歇或便溺艱難或
因酒食而遇或因風雨而來或問病吊喪而得或朝走暮遊
而逢或因氣聚或因血行或露臥於田野或偶會於園林鍾
此病死之氣染而爲疾故曰傳尸也治療之方備於篇末

論五臟六腑虛實寒熱生死逆順之法第二十一

夫人有五臟六腑虛實寒熱生死逆順皆見於形證脈氣若非
診察無由識也虛則補之實則瀉之寒則溫之熱則涼之不虛不
實以經調之此乃良醫之大法也其於脈證具如篇末

論肝臟虛實寒熱生死逆順脈證之法第二十二

肝者與膽爲表裏足厥陰少陽是其經也王於春春乃萬物之始
生其氣嫩而軟虛而寬故其脈弦軟不可發汗弱則不可下弦長曰
平反此曰病脈虛而弦是謂太過病在外太過則令人善忘忽忽眩
冒實而微是謂不及病在內不及則令人胸痛引兩脅脹滿大
凡肝實則引兩脅下痛引小腹令人喜怒（一作善怒）虛則如人將捕
之其氣逆則頭痛耳聾頰赤（一作腫）其脈沉之而急浮之亦然主
脅肋滿（一作滿）小便難頭痛目眩其脈急甚惡言微急氣在胸
脅下緩甚嘔逆微緩水痹大甚內癰吐血微大筋痹小甚多
飲微大（一作小）消痹（一作消渴）滑甚㿉疝微滑遺溺澀甚流飲微
澀瘲攣（一作瘈瘲）也又肝之積氣在脅久不去發爲咳逆或
爲痎瘧也虛則夢花草茸茸實則夢山林茂盛（[illegible]）肝之
病旦喜（一作慧）晚甚夜靜肝病則頭痛脅痛（一作[illegible]）目眩肢滿囊縮小
便不通（一作[illegible]）十日死又身熱惡寒四肢不舉其脈當弦長而急
[illegible]

反短而濇乃金剋木也十死不治又肝中寒則兩臂痛不能舉舌本燥多太息胷中痛不能轉側其脉左關上遲而濇者是也肝中熱則喘滿而多怒目疼腹脹滿不嗜食所作不定睡中驚悸眼赤視不明其脉左關陰實者是也肝虛冷則脇下堅痛目盲臂痛發寒熱如瘧狀不欲食婦人則月水不來而氣急其脉左關上沉而弱者是也

論膽虛實寒熱生死逆順脉證之法第二十三

膽者中正之腑也號曰將軍決斷出焉言能喜怒剛柔也與肝為表裏足少陽是其經也虛則傷寒寒則恐畏頭眩不能獨卧實則傷熱熱則驚悸精神不守卧起不寧又玄水發則其根在於膽先從頭面起腫至足也又肝欬久不已則傳邪入於膽嘔清苦汁也又膽病則喜太息口苦嘔清汁（一作宿汁）心中澹澹恐人將捕之咽中介介然數唾又膽脹則舌（一作脇）下痛口苦太息也邪氣客於膽則夢鬬訟其脉診在左手關上浮而得之者是其部也膽實熱則精神不守又膽熱則多睡膽冷則無眠又左關上脉陽微者膽虛也陽數者膽實也陽虛者膽絕也

論心臟虛實寒熱生死逆順脉證之法第二十四

心者五臟之尊號帝王之稱也與小腸為表裏神之所舍又主於血屬於火王於夏手少陰是其經也凡夏脉鉤來盛去衰故曰鉤反此者病來盛去亦盛此為太過病在外來衰去盛此為不及病在內太過則令人身熱而骨痛口瘡舌焦引水不及則令人煩躁（一作心）上為欬唾下為氣泄其脉來累累如連珠如循琅玕曰平脉來累累（一本云此作如此）連屬其中微曲曰病來前曲後倨如操帶鉤曰死又思慮過多則怵惕怵惕傷心心傷則神失神失則恐懼又真心痛手足寒過節五寸則旦得夕死夕得旦死又心有水氣則痺氣滯身腫不得卧煩而躁其陰腫也又心中風則翕翕（一作吸吸）發熱不能行立心

煩而躁其陰腫也又心中風則翕翕吸一作發熱不能行立心
中飢而不能食食則吐嘔夏心王左手寸口脉洪浮大而散
曰平反此則病若沉而滑者水來克火十死不治弦而長者
木來歸子其病自愈緩而大者土來入火為微邪相干無所
害又心病則胸中痛四肢一作脇滿脹肩背臂膊皆痛虛則多驚悸
惕惕然無眠胸腹及腰背引痛喜忘一作悲時眩仆心積氣久不去
則苦煩心中痛實則喜笑不息夢火發心氣盛則夢喜笑及
恐畏邪氣客於心則夢山丘煙火心脹則心煩短氣夜臥不寧
心腹痛懊憹腫氣來往上下行痛有時休作心腹中熱喜
水涎出是蚘蛟蚘恐是蚘字蚘咬是咬字心也心病則日中甚夜半甚平
旦靜又左手寸口脉大甚則手內熱赤一作腫太甚則胸中
滿而煩澹澹面赤目黃也又心病則先心痛而咳不止關鬲
一作格不通身重不已三日死心虛則畏人瞑目欲眠精神不
倚魂魄妄亂心脉沉小而緊浮主氣喘若心下氣堅實不下
喜咽乾手熱煩滿多忘太息此得之思憂太過也其脉急甚
則發狂笑微緩則吐血大甚則喉閉一作痹微大則心痛引背
善淚出小甚則噦微小則笑消瘦一作渴滑甚則為渴微滑
則心疝引臍腸鳴一作鳴澀甚則瘖不能言微澀則血溢手
足厥耳鳴癲疾又心脉搏堅而長主舌強不能語一作言軟
而散當慑怯不食也又急甚則心疝臍下有病形煩悶少氣
大熱上煎又心病狂言汗出如珠身厥冷其脉當浮而大反
沉濡而滑甚色當赤今反黑者水剋火十死不治又心之積
沉之而空空然時上下往來無常處病胸滿悸腹中熱面頰
一作心赤咽乾心煩掌中熱甚則嘔血夏差本作春差冬甚宜急療
之止於旬日也又赤黑色入口必死也面黃目赤者亦不一作死赤
如衃血亦死又憂恚思慮太過心氣內索其色反和而盛者不
出十日死扁鵲曰心絕則一日死色見凶多而人雖健敢名為

[illegible]

行尸一歲之中絕也至矣又其人語聲前寬而後急後聲不
接前聲其聲濁惡其口不正冒昧喜忘此風入心也又心傷則
心懷為非所患身體手足不遂骨節解舒緩不自由下利無
休息此疾急宜治之不過十日而亡也又笑不待呻而復憂此水
乘火也陰擊於陽陰起陽伏伏則生熱熱則生狂冒昧妄亂
言語錯誤不可採問一作心已損矣扁鵲曰其人唇口赤可
治青黑即死又心瘧則先煩一作而後渴翕翕發熱也其脉
浮緊而大者是也心氣實則小便不利腹滿身熱而重溫溫欲
吐吐而不出喘息急不安臥其脉左寸口與人迎皆實大者是
也心虛則恐懼多驚憂思不樂胸腹中苦言語戰慄惡寒
恍惚面赤目黃喜衄血診其脉左右寸口兩虛而微者是也

論小腸虛實寒熱生死逆順脉證之法第二十五

小腸者受盛之腑也與心為表裏手太陽是其經也心與
小腸絕者六日死絕則髮直如麻汗出不已不得屈伸者是也
又心咳久不已則傳小腸小腸咳則氣咳俱出也小
腸實則傷熱熱則口生瘡虛則生寒寒則泄膿血或泄黑水其
根在小腸也又小腸寒則下肿重有熱久不出則漸生痔疾有
積則當暮發熱明旦而止也病氣發則令人腰下重食則窘迫
而便難是其候也小腸脹則小腹䐜脹引腹而痛也厥邪入小
腸則夢聚井邑中或咽痛頷腫不可回首肩如拔一作臑如
折也又曰心者主也神之舍也其臟周密而不傷傷神去
神去則身亡矣故人心多不病病即死不可治也惟小腸受病
多矣又左手寸口陽絕者無小腸脈也六日死病脈滑疾小腸中有
癥瘕也左手寸口脈實大者小腸實也有熱邪則小便赤澀又實
熱則口生瘡身熱去來心中煩滿體重又小腸主於舌之官也和
則能言而機關利健善別其味也虛則左寸口脈浮而微軟弱

則然言而形開利徙善別其味也虛則左寸口脉浮而微軟弱
不然按病為驚狂無所守下空空然不能語者是也

論脾臟虛實寒熱生死逆順脉證之法第十六

脾者土也諫議之官主意與智消磨五穀寄在其中養於四傍王於四季正王長夏與胃為表裏足太陰是其經也扁鵲曰脾病則面色萎黃實則舌強直不嗜食嘔逆四肢緩虛則精不勝元氣乏失溺不能自持其脉來似水之流曰太過病在外其脉來如鳥之距曰不及病在內太過則令人四肢沉重語言蹇澁不及令人中滿不食乏力手足緩弱不遂涎引口中一作出 四肢腫脹溏泄一作 不時夢中飲食脾脉來而和柔去似雞距踐地曰平脉來實而滿稍數如雞舉足曰病又如烏一作雀之啄如鳥之距如屋之漏曰死中風則翕翕發熱狀若醉人腹中煩滿皮肉瞤瞤短氣者是也王時其脉阿阿然緩曰平反弦急者肝來剋脾真大凶之兆反微澀而短者肺來乘脾不治而自愈反沉滑者腎來從脾亦為不妨反浮而洪心來生脾不為疾脾病而黃體重失便目直視唇反張手足爪甲青四肢逆吐食百節疼痛不能舉其脉當浮大而緩今反弦急其色當黃而反青此十死不治也又脾病其色黃飲食不消腹脹滿身體重骨節痛大便硬小便不利其脉微緩而長者可治脾氣虛則大便滑小便利汗出不止五液注下為五色注利下也此四字疑是注文又積聚久不愈則四肢不收黃疸飲食不為肌膚氣滿脹而喘不定也又脾實則時夢築垣牆蓋屋脾盛則夢歌樂虛則夢飲食不足厥邪客於脾則夢大澤丘陵風雨壞屋脹脾則善噦四肢急體重不食善噫脾病則日昳慧平旦甚日中持下晡靜脉急甚則瘛瘲微急則胸膈中不利食入而還出脉緩甚則痿厥微緩則風痿四肢不收大甚則擊仆微大則

[illegible]
脾病氣衰大饑血在腸胃之外小甚則寒熱作微小則消
癉滑甚則頹疝微滑則蟲毒腸鳴中熱濇甚則腸癩微濇
則内潰下膿血脾脉之至也大而虛則有積氣在腹中有
厥氣名曰厥疝女子同法得之四肢汗出當風也脾始則十
日死又㯮大（一作）者亦死唇焦枯無紋理而青黑者脾先絶也
脾病面黃目赤者可治青黑色入口則半歲死（一作）色如枳實者
半（一作）月死吉凶休否（一作）皆見其色出於部分也又口噤唇黑四
肢重如山不能自收持大小便利無休歇食飲不入七日死
痿黃語躁𪗆𪗆者可治脉病性氣久不去腹中痛也
出其人本忿寬緩今反常而嗔怒正言而鼻欲人
此不過一月禍必至矣人脾中寒熱則皆使人腹中
又脾病則舌強語澀轉筋卵縮牽陰股引髀痛身
食鼓脹變則水泄不能卧者死不治也脾並熱則面黃目赤季
脇痛滿也寒則吐涎沫而不食四肢痛滑泄不已手足厥甚則
顫慄如瘧也臨病之時要在明證詳脉然後投湯丸求其痊損耳

論胃臟虛實寒熱生死逆順脉證之法第二十七

胃者腑也又名水穀之海與脾為表裏胃者人之根本也胃
則五臟六腑皆壯也足陽明是其經也胃氣絶則五日死實
脹便難肢節疼痛不下食嘔吐不已虛則腸鳴脹滿引水泄
寒則腹中痛不能食冷物熱則面赤如醉人四肢不收持不
安卧譫狂目亂便硬者是也病甚則腹脇脹滿吐逆不入食
心痛上下不通惡聞食臭嫌人語振寒喜伸欠胃中熱則唇
黑熱甚則登高而歌棄衣而走顛狂不定汗出額上鼽衄不
止虛極則四肢腫滿胸中短氣穀不化中消也胃中風則溏
泄不已胃不足則多飢不消食病人鼻下平則胃中病渴者
不可治（一本無上十三字作微燥而渴者可治）胃脉搏堅而長其色黃赤者當病折

要（一作紧）。其脉数而紧者病食痹。右关上脉浮而大者虚也，浮而短涩者实也，浮而微滑者亦虚也，浮而迟者寒也，浮而数者实也。虚实寒热生死之法，察而端谨，则成神妙也。

论肺脏虚实寒热生死逆顺脉证之法第二十八

肺者魄之舍，生气之源，号为上将军，乃五脏之华盖也。外养皮毛，内荣肠胃，与大肠为表里，手太阴是其经也。肺气通于鼻，和则能知香臭矣。有寒则善咳（一作喘），实则鼻流清涕。凡虚实寒热则皆使人喘嗽。实则梦刀兵，恐惧，肩息，胸中满；虚则寒生（一作热），欬（一作喘）息，利下，少气力，多悲感。王于秋，其脉浮而毛曰平。又浮而短涩者，肺脉也。其脉来毛而中央坚，两头（一作傍）虚曰太过，病在外；其脉来毛而微曰不及，病在内。太过则令人气逆胸满背痛；不及则令人喘呼而欬（一作咳），上气见血，下闻病音。又肺脉厥逆，大如指，挟脊背曰中央，不上不下，胸膈痛，则四肢病矣。如物之浮，如风吹鸟背上毛者死。真肺脉至，大而虚，又如以毛羽中人皮肤，其色赤，其毛折者死。又微毛曰平，毛多曰病，毛而弦者曰春病，弦甚曰即病。又肺病吐衄血，皮热，脉数，颊赤者死也。又久咳而见血，身热而短气，脉当涩，今反浮大，色当白，今反赤者，火克金，十死不治也。肺病喘咳，身但寒无热，脉迟微者可治。秋王于肺，其脉当浮涩而短曰平，而反洪大而长，是火刑金，亦不可治。又得软而滑者，肾来乘肺，不治自愈；反浮大而缓者，是脾来生肺，不治而差；反弦而长者，肺被肝从，为微邪，虽病不妨，则不治自愈。息耳重，嗌干，喘咳上气，胸背痛，有积则胁下胀满，中风则口燥而喘，身运而重，汗出而冒闷。其脉按之虚弱如葱叶，下无根者死。中热则唾血，其脉细紧浮数芤滑，皆失血病。此由躁扰嗔怒，伤肺之气郁结所为也。肺热则其人喘咳而口干，其脉浮大，数是以人肩息，则唾涎沫而咽干，欲饮者为虚，不欲则为实。又咳而消渴，氣上逆不能下也。若脈沉濡而弦者，病在外，時死則塞九竅而足枯，喘而目直視也。又肺絕則十二日死，其狀足滿，泄利不覺出也，面白目青，此謂亂經，此雖天命，亦不可治。

論大腸虛實寒熱生死逆順脈證之法第二十九

大腸者，肺之腑也，為傳送之司，號監倉之官。肺病久不已，則傳入大腸，手陽明是其經也。寒則泄，熱則結，絕則泄利無度，利絕而死也。熱極則便血。又風中大腸則下血。又實熱則脹滿而大便不通。虛寒則滑泄不定。大腸乍虛乍實，乍來乍去，寒則溏泄，熱則垢重，有積物則寒栗而發熱，有如瘧狀也。積冷不去則當臍而痛，不能久立，痛已則泄白物是也。虛則喜滿，喘咳而喉咽中如核妨矣。

華氏中藏經卷下

療諸病藥方六十道

萬應丸

甘遂三兩	芫花三兩	大戟三兩	大黃三兩
三稜三兩	巴豆三兩	乾漆三兩	蓬朮三兩
當歸三兩	桑皮二兩	硼砂三兩	山梔二兩
[illegible]一兩	檳榔二兩	木通一兩	雷丸一兩
訶子一兩	黑牽牛三兩	五靈脂五兩	皂角七挺

右件二十味，剉碎，洗淨，入米醋二斗，浸三日，入釜中煮，醋盡為度，焙乾，令焙乾為末，入後藥：

木香一兩	丁香一兩	肉桂一兩	肉豆一兩
白朮二兩	黃耆二兩	沒藥二兩	附子二兩

白术二两　茯苓四两　[illegible]一两　[illegible]二两
人参三两　赤石脂三两　川芎二两　牡丹皮一两
[illegible]甘草二两　干姜二两　陈皮二两　[illegible]二两
地黄三两　鳖甲三两　[illegible]皮三两　[illegible]二两

右二十味[illegible]为丸，如[illegible]大

用[illegible]于一净室中[illegible]

[illegible]以[illegible]力[illegible]也

[illegible]水下七丸[illegible]人行三十里[illegible]

[illegible]水下三丸[illegible]五丸[illegible]即止

[illegible]下七丸[illegible]

水[illegible]汤下五丸[illegible]

[illegible]汤下一丸　[illegible]一切[illegible]汤下七丸

[illegible]汤下三丸[illegible]　[illegible]汤下三丸[illegible]

[illegible]汤下三丸　[illegible]汤下五丸[illegible]

[illegible]汤下五丸[illegible]　[illegible]汤下三丸

[illegible]汤下五丸　[illegible]

[illegible]汤下三丸　[illegible]

[illegible]汤下三丸　[illegible]不下[illegible]

[illegible]汤下二丸　[illegible]汤下一丸

[illegible]汤下一丸　[illegible]汤下一丸

[illegible]汤下二丸[illegible]

[illegible]不可[illegible]汤下三丸

[illegible]一丸[illegible]　[illegible]下一丸[illegible]

[illegible]汤下十丸[illegible]

[illegible]

[illegible]二两[illegible]　[illegible]一两　巴豆一两[illegible]　附子一两[illegible]
[illegible]三两　朱砂二斤[illegible]

[illegible]

藜蘆二兩　朱砂二斤（以水飛如法 [illegible]）

右為末煉蜜為圓如小豆大一等作黍米大男子百疾以飲服二丸小兒量宜與小者服得利即差

安息香丸治傳屍肺痿骨蒸鬼疰卒心腹疼霍亂吐瀉時氣瘴瘧五利血閉痃癖丁腫驚邪諸疾

安息香　木香　麝香　犀角

沉香　丁香　檀香　香附子

訶子　朱砂　白朮　蓽撥（已上各一兩）

乳香　龍腦　蘇合香（已上各半兩）

右為末煉蜜成劑杵一千下圓如桐子大新汲水化下四丸老幼皆一丸以絳囊子盛一丸彈子大懸衣辟邪毒魍魎甚妙合時忌雞犬婦人

明月丹治傳尸勞

雄黃半兩　兔糞二兩　輕粉一兩　木香半兩

天靈蓋一兩炙　鱉甲一箇（大者去裙襴醋炙焦黃）

右為末醇酒一大升大黃一兩熬膏入前藥末為丸如彈子大朱砂為衣如是傳尸瘦肌疲面黃嘔吐血咳嗽不定者是也先燒安息香令煙起吸之不嗽者非傳尸也不可用此藥若吸煙入口咳嗽不能禁止者乃傳尸也宜用此藥五更初勿令人知以童子小便與醇酒共一盞化一圓服之如人行二十里上吐出蟲其狀若蜣螂而細長及寸或如爛李又如蝦蟆狀各不同如未効次日再服以應為度

地黃煎解勞生肌肉進食治血蒸氣

生地黃汁五升　生人參汁一升　薄荷汁一升　生藕汁一升

鵝梨汁一升　法酒二升　白蜜四兩　生薑汁一升

已上同於銀石器中慢火熬成膏却入後藥

柴胡四兩　木香三兩　沙參二兩　白茯苓二兩

柴胡四两　木香三两　[illegible]二两　[illegible]

山药三两　柏子仁三两　远志三两　白术三两

桔梗三两　枳实三两　麦冬三两　鹿茸二枚

熟地黄四两

右末八两，蜜和入臼中杵三二千下，丸如梧子大，每服

食前用甘草汤下二十丸，食后日三服，忌[illegible]

泻心中黄汤

黄连五两

右以醋浆三升，煮取[illegible]，以[illegible]丸如梧子大，[illegible]

汗出[illegible]

补肝汤

羊肝一枚　地黄　地骨皮　山药

柴胡四两　白术三两　[illegible]　人参三两

右[illegible]

子大[illegible]

[illegible]

太上延年万胜追魂散

人参四两　柴胡三两　杏仁一两　五味子一两

甘草三分　桃仁一分

右以水[illegible]

一[illegible]五日[illegible]

[illegible]不仁

麻黄一斤　南星大者　大附子三枚

地龙大者

右[illegible]

[illegible]不仁

[illegible]

皆由五臟氣虛風冷皆從之邪蓄積於中久而不散乃成疾焉

以前法主之

雲母丹治一切冷疾疼痛麻痺風氣

川烏一斤　牛膝二兩 酒浸焙

何首烏四兩

右為末煉蜜圓如桐子大朱砂為衣空心酒下七元漸加至十元病

已即止

扁鵲玉壺丹駐顏補暖祛萬病

硫黃一斤　人參三斤

朱砂五斤

右以新炊飯為丸如麻子大空心食前酒下十元

曾青[illegible]八百補[illegible]精閉

熟地黃四兩　山藥二兩　五味子六兩　[illegible]三兩

牛膝三兩　山茱萸一兩　澤瀉一兩　茯苓二兩

遠志一兩　巴戟天一兩　赤石脂一兩

右為末煉蜜如桐子大空心溫酒下二十元男子婦人皆可服

[illegible]精金髓丹

韭子壹升　料豆半升 酒浸

右用酒煮為圓如桐子大硃砂為衣空心酒下二十圓

紫石英延壽酒

枸杞四兩　天門冬三兩　松葉六兩

右以水三碩煮一日取汁如釀法成空心任意飲之

交藤圓駐顏長生祛百疾

交藤根一斤　茯苓五兩

右為末煉蜜搜成劑杵一萬下圓如桐子大紙袋盛之酒下三

十元空心服久服延壽忌豬羊肉

天仙圓補男子婦人虛乏

天仙圆治男子妇人虚乏

天仙子十两

右以好黑色熟末，以酒和为圆，如梧桐子大，食前酒下十五圆

左慈真人 [illegible] 千金地黄煎

生地黄一秤 [illegible]

右圆如桐子大，每服三十圆，空心酒服，久服益寿，神仙不死

取精髓方

羊髓　枸杞　米粉各半两

右同研匀，炼蜜作剂，旋圆如梧桐子大，空心酒下三圆 [illegible]

治瘴疟方

大黄 [illegible]　三棱　硇砂　乾漆 [illegible]

巴豆 [illegible]

已上各一两为末，醋一斤熬成膏，入后药

木香　丁香　枳壳

右件末入前药内，和圆如梧桐子大，每服三圆，[illegible]

[illegible]

[illegible] 主之

阿魏二两　[illegible]一两　桂心半两　[illegible]

右 [illegible] 一斤 [illegible] 人参 [illegible] 同和 [illegible] 大 [illegible]

米汤化一圆

治尸厥卒死方：尸厥者，[illegible] 而不省人事也 [illegible]

[illegible] 左右 [illegible] 不可 [illegible]

雄黄二两　朱砂二两

右二味再同研匀，用大蒜一颗，湿纸裹 [illegible] 为圆 [illegible] 大

每服一圆，热酒化下

[illegible] 主 [illegible] 中诸痛 [illegible] 饮食 [illegible] 寒热相

[illegible] 主之

未然而為痛，宜以此方主之

川烏十四分　朱砂一兩　乳香一分

右為末，以醋一盞並五靈脂末一兩，煮熬和圓如桐子大，朱砂為衣，酒下七圓，男子溫酒下，女人醋湯下

治心痛不可忍者

木香　蓬莪朮一兩　乾漆一分（炒）

右為末，每服一錢，熱醋湯調下，入口立止

取長虫並治心痛方

大黃半兩　檳榔[illegible]　雷丸[illegible]

輕粉二分　雄黃一分　木香一分　丁香一分

右為末，取牛肉二兩，先治一兩洗切，同鬪令爛，入醋一升煮肉令成膏，入藥同熬研，候冷，入臼中杵三二千下，丸如酸棗大，圓時先以[illegible]一錢，同在藥中搜三二尺許，[illegible]如有長虫者，五更初以[illegible]水送下一圓，將候須臾，[illegible]中[illegible]，[illegible]即出，則和止立。若心痛不可忍者，熱醋湯化下一圓立止

治虫毒方

水銀　蜜陀僧　黃丹　輕粉

大黃　丁香　訶子　雄雀糞各等分

右為末，每服二錢，用麵半兩，共水和，油煎作餅子，令病人空心食之

破棺丹，治傷寒陰毒，心下堅，四肢冷，脈細欲絕者

麝香[illegible]　朱砂一兩

右以酒煮糊為圓，如雞頭大。有此病者，先於淨室中，勿令人知，度病人長短掘一地坑，子深一尺，以柴用草煨火燒令坑子赤，以醋五升潑令氣出，內鋪衣被蓋坑，以酒化下一丸，[illegible]病人

[illegible]

脐之后令病人卧所内著盐[illegible]以[illegible]汗出即[illegible]去之三五
度灸之令病人四肢温汗下欲语渐去衣被令通汗[illegible]行
虚实调补

再生丸起死人死精救治

巴豆一两去皮心 朱砂一两细研 麝香半两细研

右件再同研习炼蜜和丸如梧桐子大空腹三丸水化下惟须
之立活亦治鬼疰腹胀诸恶气

救生散治卒死

大黄二两 桂心半两 朱砂一两 牡丹一分

右四味以[illegible]捣筛为散[illegible]以[illegible]和一钱匕服
以[illegible]一[illegible]人[illegible]中[illegible]人[illegible]立活

治卒死[illegible]鬼[illegible]

[illegible] [illegible] [illegible]

右[illegible]以[illegible]三升[illegible]
[illegible]三服

三[illegible]

[illegible] [illegible]一[illegible] 甘[illegible]

右[illegible]以水一中盏[illegible]一[illegible]七[illegible]七[illegible]

起死丸

[illegible]三两 木香一分 丁香十四粒

右[illegible]以一[illegible]人[illegible]中[illegible]左[illegible]右[illegible]
[illegible]

大黄[illegible] 大[illegible] 杏仁 甘草[illegible]

右[illegible]以[illegible]五升[illegible]三升内[illegible]五合[illegible]一[illegible]
三[illegible]大[illegible]以[illegible]
[illegible]大[illegible]

[illegible]

秘要大神丹

朴硝三斤　硃砂五两　大黄七两　甘遂三两

山椒三两　干姜一两　巴豆七十枚去心皮熬之

右七味以水三斗煮令水尽后内[illegible]和之为丸如[illegible]

朱砂[illegible]

粥[illegible]如梧子大新汲水服一丸以利为度

三黄圆治三焦[illegible]

黄连三两　黄芩三两　大黄一两

右为末以蜜为圆如梧子大[illegible]以温水下十五圆[illegible]

通中[illegible]治一切[illegible]

乱[illegible]

硃砂五两　朴硝[illegible]

甘草三两　大黄八两　桂心三两　山椒三两

人参三两　干姜三两

右件同捣为末[illegible]如梧子大

空腹服三十丸[illegible]下可[illegible]

治[illegible]

大黄三两[illegible]

右为末[illegible]下以利[illegible]

治吐血方

蒲黄四两　朱砂一两

右为末[illegible]

治中恶死不知人[illegible]起死方

右令[illegible]

便[illegible]

五[illegible]治一切[illegible]

朴硝二斤　白矾半斤　硇砂四两　礜石三两

朴硝一分　牙硝半分　硼砂四分　蕤仁三两

右为末以铁铫计炼一地坑子令深阔人土埋一夕取杵

为末入龙脑二两研匀新汲水半盏调一钱服小儿

量减服

百生方救百病人咽喉肿欲死者

茯苓去皮　贯众　甘草一

右件药等分为末每服一钱米饮调下立効

治喉闭塞欲死者

右取乾蒜除皮令捣内鼻中吸烟去之立効

治漏胎胎损方

川芎　艾叶各二两

右末之糯米饮调下二钱日七服亦治糯米粥下之

治妇人血崩方

棕榈三两烧灰　蚕蜕二两烧灰

右为末酒调下一钱已上三服効

治妇人血闭方

乾漆二两炒　生地黄汁五升

右熬漆为末地黄汁和丸大梧桐子服

三不同散治小便不通及五淋

取水底旋螺下子石蛇蜕各一个

右内於铛中封之令烟出取出为末细研为末每服一钱

已温酒调服立通

甘草汤解百药毒

甘草一十二两

右件剉细水三斗煮至一斗取清温冷得两服仍立愈

治溺死方

取石灰三石为末以...令厚一尺五寸然后出以活

蘆頭作末如無用瓜蒂
七月熱茶調一錢吐為度皆可後以粥補之
九方
九令人抱起解繩不得用刀斷扶於通風處高首卧取
葱葉根末吹入兩鼻中更令親人吹氣入口候噴出以泊
以礬石末取丁香煎湯調一錢已灌之
槐子散治腸下血亦治尿血
槐角中黑子一升合槐花三升同炒焦
右件為末每服二錢用水調下空心食前各一服病已止
治腸風下血
荊芥穗　地黄各二兩　甘草半兩
右為末每服一錢溫酒調下食後日三夜一
治暴喘欲死方
大黄一兩　牽牛二兩炒
右件為細末每服二錢蜜水調下立愈
大聖通神乳香膏貼諸毒瘡腫發背癰疽
乳香二兩　沒藥一兩　血竭一兩　黄蠟一兩
黄丹二兩　木鱉二兩　烏魚骨二兩　海桐皮二兩
不灰木四兩　臘脂四兩
右並為末用好油四兩熬令黑下藥末熬不住手攪之令黑
色滴水中成珠即止
水澄膏治病同前
井泉石　白及各一兩　龍骨　黄蘗
鬱金各半兩
右五味並為末治同前油減二兩
再甦膏治一切不測惡瘡
兩星一个　半夏七个　巴豆五个

南星一个　半夏七个　巴豆五个
右為細末取臘月豬脂就膏令如不痛瘡上以鍼刺破候忍痛
處便以兒乳汁同調貼之
千金膏貼一切惡瘡癰癤
定粉　南粉　蠟粉　黃丹各一分
右為末入麝香一錢研勻油調漸漸成膏貼
定命圓治遠年日近一切惡候漏瘡
雄黃　乳香各一分　巴豆二十一粒
右研如粉入白麪三錢水和圓如小豆或小麥粒大兩頭尖量
病淺深內瘡中上用乳香膏貼之効取寶母膏尤佳
麝香圓治一切氣漏瘡
麝香一分　乳香一分　巴豆十四粒
右為末入棗肉和劑圓元作錠子看瘡遠近任藥以乳香
膏貼之以効為度
香鼠散治漏瘡
香鼠皮四十九个河中花鼠是也　亂骨半兩　蝙蝠二个用心肝
黃丹一分　麝香一分　乳香一分　沒心草一兩用根
右入鉑合中泥固濟炭三斤燒火終放冷為末用蔥漿水
洗淨以藥貼之立効
定痛生肌肉方
胭脂一分　血竭半兩　乳香一分　寒水石三兩燒
右為末先以溫漿水洗過拭乾傅瘡甚妙
又定痛生肌肉方
南星一个　乳香一分　定粉半兩　龍骨半兩
不灰木一兩燒過
右為末先以溫漿水洗瘡口以軟帛拭乾傅之
治白丁瘡寒喘急風冒方
[illegible]各一兩　[illegible]白芨　[illegible]各二兩

葶苈　大黄各一两　桑白皮　茯苓各二两
槟榔七个　郁李仁　汉防己各三分
右件为末每服三大钱以温水调下以泻下恶物为度
又取白丁方
铅霜一分　膽礬　粉霜各一分　蜈蚣一条
右件为末先刺令血出内药米心大以醋面饼封口立愈
治赤丁方
黄连　大黄各一两
右件为末以生蜜和丸如桐子大每服三十丸温水下
又取赤丁方
杏仁七个
右件嚼烂漱之令津满口吐出绵滤汁入蚌粉少许调匀以
鸡翎扫之
治黄丁方
巴豆七个　青州枣七个
右件为末以硇砂醋作面糊为圆如菉豆大每服五圆至十
圆米饮下
又取黄丁方出本上卷一行
苦参二两　郁金半两
右件为细末以鸡子清调鸡翎扫上
治黑丁方
菟丝子　菖蒲
右二味等分为末酒浸取汁扫丁上更服肾气圆补之
治青丁方
谷精草　蝉壳各一两　苍术五两
右为末每服一钱水调服食前仍以铖刺丁出用桑柴灰汁
洗之立效

治青可方

穀精草　蟬殼各一兩　[illegible]朮五兩

右為末每服一錢，水調服食前仍以緘刺丁出用桑柴灰汁洗之立効

已上捌方陸本在中卷四十論後此本無此方今附下卷之末

華氏中藏經卷下

松雪道人書藏

松雪小楷多以姿媚勝此卷用筆極瘦勁小楷勁之鍾金之唐人家法致如名賢手筆無美不備不可以一格限也

舟山黄其勃題并識

藝文略考鄭樵漢醫方類列五藏門華佗遺孫所撰述但著姓氏名不存流傳要是宋前作松雪所寫淡墨痕論方則作卷上下兩卷萬有千餘言二十九論缺其十方六十道兼寀洹云有中卷四十論缺蘭未見心頗究其俗手妄割裂巧偷不異違泰始陸本庫本亦同其八方附末猶帶撥五色饕通

[illegible]

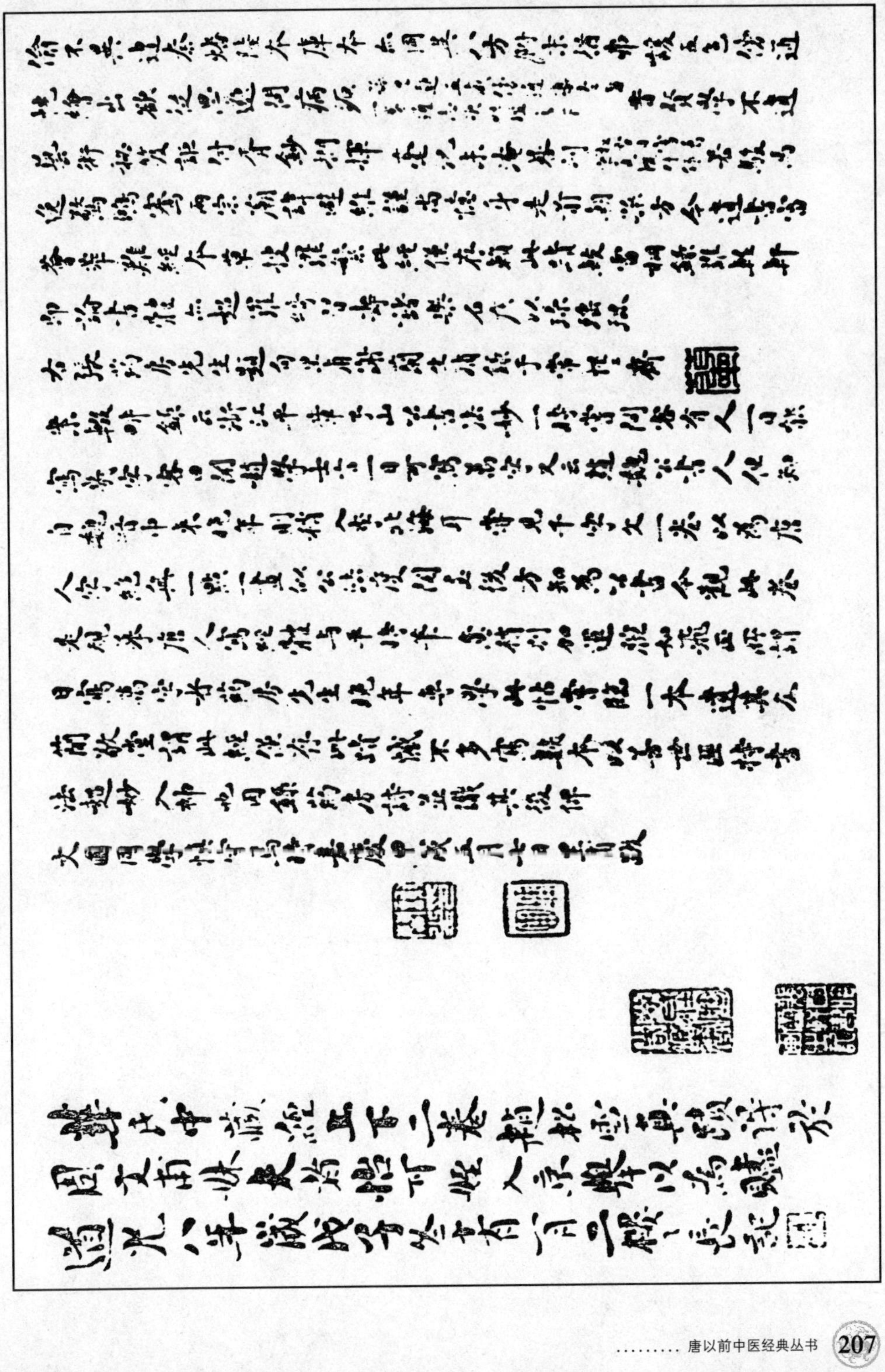